■ „Die Schalentiere enthalten neben Mineralstoffen, Spurenelementen und vielen Aminosäuren einen hohen Anteil an bestimmten zuckerähnlichen Stoffen, den so genannten Glucosaminglycanen. Das sind Stoffverbindungen, die als Gerüstsubstanz in der Haut, im Bindegewebe, in den Knorpeln und in der Gelenkflüssigkeit bereits in natürlicher Weise vorhanden sind. Mit den richtigen Nährstoffen für die Gelenke kann man viel für eine **gute Beweglichkeit** tun."

Dr. med. Ingfried Hobert,
Facharzt für Allgemeinmedizin,
Naturheilverfahren und traditionelle tibetische Medizin
in Steinhude am Meer, in Natur & Heilen 07/2004

■ „Allerdings werden die Produkte auch von **Sportlern geschätzt.** Vor allem Sportarten, die hohe Anforderungen an die Ausdauer und damit an die Gelenke stellen, profitieren von zusätzlicher Glucosaminglycan-Einnahme, zum Beispiel in Form von Grünlippmuschelextrakt. Marathonläufer zum Beispiel leiden oft unter Gelenkbeschwerden."

René Gräber,
Heilpraktiker, auf www.gesund-heilfasten.de

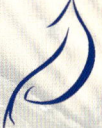

Kahle, Birgit	Projektleitung: Susann Obermeier
Grünlippmuschel –	Umschlaggestaltung, Innenlayout:
Die natürliche Gelenknahrung	ad department, Bielefeld
Fachlektorat: Dr. Anja Schemionek, Buchenbach	Fotos und Abbildungen:
© LebensBaum Verlag	siehe Bildverzeichnis
in J. Kamphausen Verlag &	Druck & Verarbeitung:
Distribution GmbH, Bielefeld	media-print, Paderborn

www.lebensbaum-verlag.de

Bibliografische Information der Deutschen Nationalbibliothek
Die Deutsche Nationalbibliothek verzeichnet diese
Publikation in der Deutschen Nationalbibliografie;
detaillierte bibliografische Daten sind im Internet
über http//dnb.d-nb.de abrufbar.

1. Auflage - 2010

ISBN 978-3-928430-56-2

Alle Rechte der Nutzung, des Nachdrucks, der Verwertung und Verbreitung
oder Verarbeitung – auch auszugsweise – vorbehalten.
Alle Angaben in diesem Buch wurden von der Autorin sorgfältig geprüft.
Jegliche Haftung für Personen-, Sach- und Vermögensschäden ist jedoch ausgeschlossen.

Birgit Kahle

Grünlipp-muschel

Die natürliche Gelenknahrung

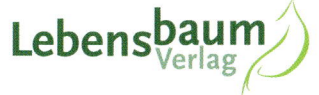

Birgit Kahle (*1960) ist seit ihrem sportwissenschaftlichen Studium als Journalistin, Autorin und PR-Beraterin tätig. Zu den Schwerpunkten ihrer Veröffentlichungen zählen ernährungs- und gesundheitsbezogene Themen. Birgit Kahle ist Autorin einer Reihe von Fachbüchern. Sie lebt und arbeitet in Bielefeld und Berlin.

Inhalt

1 Gelenke – Meisterwerke der Feinmechanik ... 7
- Exkurs: Die Gelenkarten des Menschen ... 8
- Knorpel und Gelenkschmiere – ein perfektes Team ... 11
- Exkurs: Wenn Krankheiten Gelenke treffen ... 15

2 Was Gelenke brauchen, um gesund zu bleiben ... 19
- Bewegung kann Fluch und Segen sein ... 19
- Glucosaminglycane sind zentral für die Knorpelernährung ... 26

3 Gesundheit aus dem Ozean – für den Knorpel mitessen! ... 28
- Das erste große Plus der Grünlippmuschel: Glycosaminglycane ... 30
- Das zweite große Plus der Grünlippmuschel: Omega-3-Fettsäuren ... 33
- Das dritte große Plus der Grünlippmuschel: Kieselsäure, Mineralien und Spurenelemente ... 35

4 Die Heimat der natürlichen Gelenknahrung ... 38

5 Der praktische Einsatz der Grünlippmuschel für gesunde Gelenke ... 41
- Die Grünlippmuschel für Feinschmecker ... 43
- REZEPTE ... 45

6 Was Ihre Gelenke sonst noch brauchen ... 51

Glossar ... 58
Literaturverzeichnis ... 60
Bildverzeichnis ... 61
Sachverzeichnis ... 62

Ein wichtiger Hinweis für unsere Leserinnen und Leser:

Bei der Erstellung dieses Buches haben der Verlag und die Autorin intensiv recherchiert und darauf geachtet, dass die genutzten Quellen aktuell und seriös waren. Da die Wissenschaft in ständiger Weiterentwicklung ist, können die in diesem Buch dargestellten Erkenntnisse natürlicherweise nur den Wissensstand zum Recherchezeitpunkt abbilden.

Weiterhin sind alle Angaben im Buch als Informationen und Anregungen zur Unterstützung der Gesundheit zu verstehen. Weder die Autorin noch der Verlag können Angaben machen, die eine Beratung oder Behandlung durch Ärzte oder Heilpraktiker ersetzen. Wenn sich aus der praktischen Umsetzung der in diesem Buch vorgestellten Informationen etwaige Probleme oder Schäden ergeben, können Verlag und Autorin keinerlei Haftung dafür übernehmen. Jede Leserin und jeder Leser sollte in eigener Verantwortung entscheiden, wie mit den Informationen dieser Publikation umzugehen ist.

Nehmen Sie die Warnungen und Hinweise im Text ernst. Sprechen Sie, insbesondere wenn Sie erkrankt sind, mit Ihren Therapeuten über die Anwendung von Grünlippmuscheln für die Beweglichkeit und die hier dargestellten wissenschaftlichen Erkenntnisse.

Gelenke – Meisterwerke der Feinmechanik

Der Körper jedes Menschen besitzt sage und schreibe 143 Gelenke. Achtzig, mitunter sogar mehr als neunzig Jahre lang sollen sie seine Beweglichkeit sicherstellen. Weder ‚Schicksal' noch gute Gene sind jedoch allein dafür verantwortlich, bis ins hohe Alter fit und aktiv zu sein. Pflegliche Behandlung und eine kluge Versorgung mit Nährstoffen tragen dazu bei, die körpereigenen Meisterwerke der Feinmechanik beweglich zu erhalten.

Aktivität im Alter – die meisten Menschen träumen davon, nach der Pensionierung endlich das tun zu können, wofür vorher wenig Zeit blieb: Reisen, Wandern, Radfahren, den Garten auf Vordermann bringen und vieles mehr. Aber wie können wir eigentlich erwarten, dass unser Körper, der seit Jahrzehnten unter Bewegungsmangel leidet, der oft über Jahre in die ‚Schreibtischhaltung' gezwungen wurde oder schwere Lasten tragen musste, auch im Alter noch biegsam ist wie ein Schilfrohr? Es gilt also, frühzeitig dafür zu sorgen, die Gelenke flexibel und ‚geschmeidig' zu erhalten. 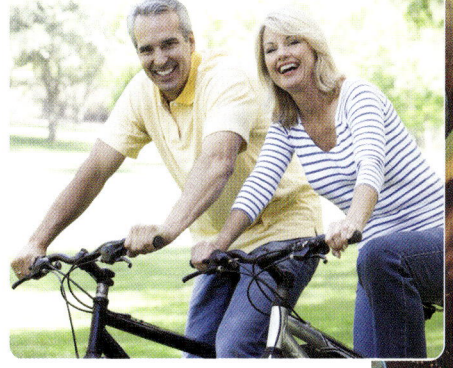 Doch: wie macht man das? Bereits in jungen Jahren werden beispielsweise Haut, Haare und Zähne intensiv gepflegt, - aber wer kümmert sich schon um seine Gelenke? Sie verrichten tagtäglich Schwerstarbeit, koordinieren hochkomplexe Bewegungsabläufe, doch kaum jemand schenkt ihnen die Beachtung, die sie eigentlich verdienen.

Erst wenn Beschwerden an Muskeln, Knochen oder Gelenken auftauchen, wird deutlich, wie stark die Lebensqualität davon abhängt, mobil und beweglich zu sein. Besser wäre es natürlich, präventiv dafür zu sorgen, Beweglichkeit und Leistungsvermögen zu erhalten.

Gelenke sind ein besonders wichtiger Teil des Bewegungsapparates des Menschen, denn sie machen Bewegungen erst möglich: Sind sie doch die veränderlichen Verbindungen zwischen starren, unbeweglichen Knochen. Vom Aufbau her ähneln sie sich alle in gewisser Weise: In jedem Gelenk sind die dort aufeinanderstoßenden Knochenenden stets etwas breiter als die darüber oder darunter liegenden Knochen. Die Form und Stellung dieser Enden sind immer passgenau aufeinander abgestimmt. Bei einem gesunden Gelenk sitzen also die Gelenkteile wie beim Schlüssel-Schloß-Prinzip ineinander, wie bei einem exakt arbeitenden Präzisionswerkzeug – ein Meisterwerk der Natur.

Je nach Art des Gelenks hat es entweder nur wenig Bewegungsspielraum, wie zwischen Becken und Wirbelsäule, oder es ist - wie im Finger - nur in eine Richtung beweglich. Ein ‚Alleskönner' wie das Schultergelenk ist flexibler – es lässt Armbewegungen in fast jede Richtung zu.

Exkurs

Die Gelenkarten des Menschen

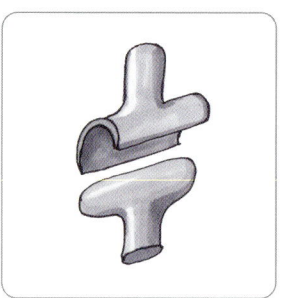

Scharniergelenke haben zum Beispiel die mittleren und oberen Finger- und Zehengelenke, die nur in eine Richtung gebeugt werden können.

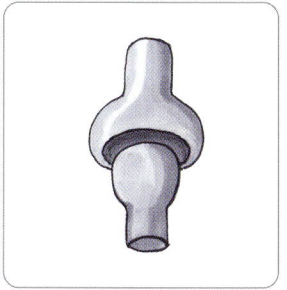

Kugelgelenke liegen in den Grundgelenken der Finger und Zehen vor, die die Verbindung zu dem Hand- oder Fußteller darstellen. Sie können kreisende Bewegungen ausführen. Auch die Hüften und die Schultern haben Kugelgelenke.

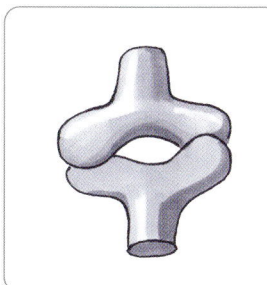

Sattelgelenke sind an der Verbindung zwischen der Handfläche und dem Daumen zu finden, also im Daumengrundgelenk. Sie lassen ebenfalls kreisende, aber deutlich größere Bewegungen als Kugelgelenke zu.

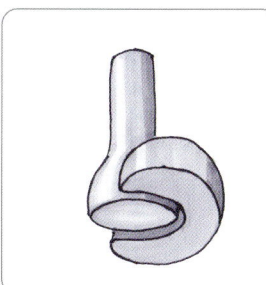

Zapfengelenke sind in den Verbindungen zwischen den Unterarmknochen Elle und Speiche entwickelt. Sie machen die Drehbewegung des Unterarmes und der anhängenden Hand möglich.

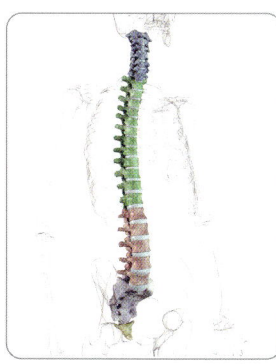

In der Wirbelsäule kommen drei verschiedene Gelenkarten vor: **Eigelenke** in der sehr beweglichen Halswirbelsäule, **Bandscheiben** und die **planen Gelenke** zwischen den nur leicht beweglichen Brust- und Lendenwirbeln und **die unbeweglichen Gelenke** im Kreuzbein, die – wie der Name schon sagt – keine Bewegung zulassen.

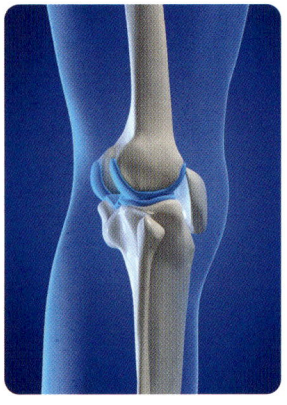

Kniegelenke sind ein großer Sonderfall bei den Gelenken. Zunächst, weil sie die größten Gelenke des menschlichen Körpers sind, zugleich aber auch die am stärksten belasteten. Sie enthalten neben der Verbindung zwischen Unter- und Oberschenkel auch noch die Kniescheibe und das Gelenk zwischen Schien- und Wadenbein, vergleichbar den Zapfengelenken zwischen Elle und Speiche im Unterarm. Daher stellt das Knie eine Misch- und Sonderform unter den Gelenken dar. Spürbar ist das auch an den vielen Richtungen, in die man seine Knie normalerweise bewegen kann.

Für die Bewegung der Gelenke sorgen Muskeln, die je darüber und darunter an den Knochen mit Sehnen befestigt sind. Zieht sich ein Muskel zusammen, so wird er kürzer und zieht den mit ihm verbundenen Knochen zu sich hin. Entspannt sich der Muskel wieder, so wird

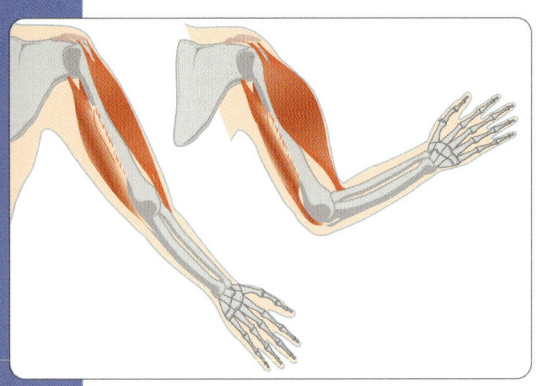

er länger und der Knochen kehrt in seine Ursprungslage zurück. Gleichzeitig gibt es an Gelenken häufig Muskeln, die wie Gegenspieler zueinander funktionieren: Spannt sich der eine Muskel an und verkürzt sich, entspannt und verlängert sich sein Gegenspieler auf der anderen Seite des Knochens. Das am besten beobachtbare Beispiel sind die Muskeln der Oberarme: Zieht man den Unterarm an den Oberarm heran, dann schwillt der Muskel auf der Innenseite des Oberarmes sichtbar an und wird fest und hart. Bewegt man den Unterarm wieder vom Oberarm weg, dann wird der innere Oberarmmuskel wieder weich und schmal, dafür aber wird der Muskel auf der Oberarm-Hinterseite dick und fest. Ein Gegenspielerpaar kann also je nach Anforderung abwechselnd arbeiten.

Es gibt noch weitere Strukturen in den Gelenken, die für deren Bewegungen sehr wichtig sind: die Bänder. Sie können sich nicht zusammenziehen und verkürzen, sie behalten stets die gleiche Länge und sind dafür da, das Gelenk in seiner Bewegungsrichtung festzulegen und zu stabilisieren. Besonders bekannt sind auch hier wieder die Bänder im Kniegelenk. Viele Menschen haben es schon bei sich selbst erleben müssen: Reißt hier ein Band, lässt sich das geschwächte Knie aufgrund fehlender Stabilisierung und Gelenkführung auch in untypische Richtungen bewegen.

Knorpel und Gelenkschmiere – ein perfektes Team

Damit ein Gelenk seine permanente Schwerstarbeit tagtäglich richtig und präzise verrichten kann, braucht es gute Pflege und Unterstützung. Was ihm gut tut, erfährt man zum Beispiel mittels ‚Blick' in ein gesundes Gelenk. Ein äußerst anschauliches Beispiel ist das große Hüftgelenk: Gut erkennbar ist hier der im Vergleich zum Oberschenkelknochen verdickte Gelenkkopf und die dazu passende Gelenkpfanne des Beckenknochens. Beide sind innen mit einer dichten, festen und spiegelglatten Knorpelschicht belegt. Nach außen hin ist das Gelenk durch eine so genannte Gelenkkapsel geschützt. Sie versiegelt das Gebilde und schließt es nach außen ab.

Die innere Haut dieser Kapsel, die Gelenkinnenhaut, hat darüber hinaus eine besonders wichtige Aufgabe: Sie produziert die Gelenkflüssigkeit, im medizinischen Sprachgebrauch auch Synovia genannt.

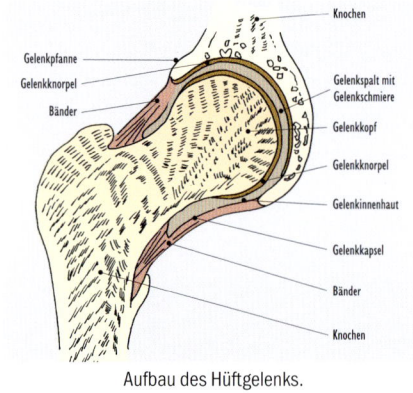

Aufbau des Hüftgelenks.

Synovia ist eine Art zähes ‚Schmieröl', das das gesamte Innere der Gelenkkapsel auskleidet, so auch im Gelenkspalt zwischen den Knorpelschichten von Gelenkkopf und -pfanne. Die Gelenkschmiere ist es, die über ein ganzes Leben lang das reibungslose Funktionieren eines Gelenks gewährleisten kann. Sie ist ein wahres Multitalent, denn sie bietet dem Gelenk Hydraulik, Puffer, Schutzfilm, Gleitmittel, Feuchtigkeitsspeicher und Knorpelnahrung zugleich – und ist damit für die gesunde Beweglichkeit absolut unverzichtbar. Nur wenn genügend Synovia vorhanden ist, kann ein Gelenk gesund und aktiv sein und bleiben.

Nur wenn die Gelenkschmiere dickflüssig genug ist, kann sie Stöße im Gelenk, zum Beispiel im Kniegelenk durch Springen hervorgerufen, ausreichend abmildern und danach wieder zurück in ihr ursprüngliches Volumen gehen (Hydraulik und Puffer). Auch für die reibungslose Bewegung der beiden Knochenenden muss die Gelenkschmiere eher dickflüssig sein (als Schutzfilm und Gleitmittel). Gleichzeitig muss sie jedoch dünnflüssig genug sein, um in die Knorpelschicht der beiden Knochenenden eindringen zu können - denn nur so wird der Knorpel versorgt und gepflegt (Knorpelnahrung, Feuchtigkeitsspender). Natürlich kann die Gelenkschmiere ihre vielen

**Gelenkschmiere –
Schlüssel zur Gesundheit der Gelenke**

Gelenkschmiere ist
- ein klares, farbloses, zähes und schleimiges Sekret,
- Hydraulik, Puffer, Schutzfilm, Gleitmittel, Feuchtigkeitsspeicher und Knorpelnahrung in einem,
- abhängig von den Inhaltsstoffen des Blutes. Nur wenn stets ausreichend Nährstoffe über die Blutbahn zur Verfügung gestellt werden, kann die Gelenkschmiere eine perfekte Konsistenz und Zusammensetzung haben.

Aufgaben nur dann erfüllen, wenn sie die richtige Zusammensetzung hat – ein wesentlicher Faktor für die Gelenkgesundheit. Eine Blutversorgung gibt es in Gelenken nicht. Nur mittels der Synovia können also die richtigen Nährstoffe in den richtigen Mengen ins Gelenk gelangen. Der Knorpel erhält durch sie alles, was er zum Gesundbleiben braucht. Aber Gelenkschmiere leistet noch mehr: Sie sorgt auch für den Abtransport von ‚Abfallstoffen' aus dem Gelenk. Wo sollten sie auch sonst hin - in der geschlossenen Gelenkkapsel? Nur auf diese Weise ‚perfekt geschmiert' kann ein Gelenk seine erstaunliche Dauerleistung ein Leben lang vollbringen.

Inhaltstoffe der gesunden Synovia
- Wasser (etwa 94 %)
- kleine Proteine (Eiweiße)
- Glucosaminglycane (Hyaluronsäure, Chondroitin, und andere)
- Lipide (Fette)
- Zelltrümmer
- Abwehrzellen

Andere kleine, im Blut gelöste Bestandteile:
- Vitalstoffe (Vitamine, Mineralstoffe, Spurenelemente, Proteinbausteine)
- Sauerstoff
- Glucose (Zucker)
- Laktat (Milchsäure)
- Botenstoffe (Zytokine und andere)

Die feste, glatte Knorpelschicht auf den beiden Knochenenden im Gelenk ist für die Gesundheit der menschlichen Präzisionswerkzeuge mindestens ebenso wichtig wie die Gelenkschmiere. Sie muss so gut wie möglich geschützt werden, denn weder wachsen diese Knorpelschichten beim Erwachsenen nach, noch können sie ‚repariert' werden. Einzig eine Art ‚Auffüllen' oberflächlicher Verletzungen ist möglich. All diese Fakten sollte jeder kennen, der durch falsche, fehlende oder zu starke Belastungen Raubbau an seinen Gelenken betreibt.

Gesundes Knorpelgewebe sorgt zusammen mit der dickflüssigen Synovia für den Druck- und Reibungsausgleich bei Gelenkbewegungen. Man stelle sich beispielhaft vor, welche Kräfte auf die Kniegelenke einwirken, wenn ein großer, vielleicht auch etwas beleibter Mensch seilspringt. Biomechaniker haben das einmal nachgemessen: Es sind um ein Vielfaches mehr an Kilos als der Mensch selbst auf die Waage bringt. Damit sie solch extremen Ansprüchen gerecht werden kann, weist die Knorpelmasse eine ganz spezielle Struktur und Zusammensetzung auf: Eine hochelastische und trotzdem feste Substanz, die Erschütterungen, Druck und Reibung wie kaum eine andere aushält.

Ein von gesunder Knorpelmasse und ausreichend Synovia geschütztes Gelenk ohne Fehlstellungen, Verletzungen oder Überbelastung kann im Prinzip ein Leben lang einwandfrei funktionieren. Vorausgesetzt, der empfindliche Stoffwechsel des Knorpelgewebes wird nicht gestört. Leider führen einseitige Ernährung, Überlastung durch Fehlbewegung, zu hohes Körpergewicht und letztlich auch manche Krankheit bei fast jedem Menschen im Laufe seines Lebens zu einem mehr oder weniger starken Abrieb der Knorpelsubstanz. Genau hier beginnt der Gelenkverschleiß, der Schmerzen und Bewegungseinschränkungen nach sich ziehen kann. Mit den Gelenken ist es also genau wie mit der Gesichtshaut: Die passende Pflege hilft, sie lange schön und geschmeidig zu erhalten. Ohne tägliche Pflege hingegen wird sie schnell trocken und spröde. Dasselbe gilt für die Gelenke: Sie benötigen jeden Tag die richtige Versorgung durch ein optimal zusammengesetztes Schmiermittel: eine gesunde Gelenkflüssigkeit, die den Knorpel vor Brüchigkeit und vorzeitigem Verschleiß bewahrt.

Inhaltstoffe des gesunden Knorpels
- Wasser (70 bis 80 %)
- Proteine (Eiweiße), vor allem Kollagenfasern
- Glucosaminglycane (Hyaluronsäure, Chondroitin und weitere)
- einige Zellen (Chondrozyten)
- Lipide
- Synoviaanteile

Wenn Krankheiten die Gelenke treffen

Was gemeinhin unter ‚Gelenkerkrankungen' verstanden wird, zählen Mediziner zu den Erkrankungen des rheumatischen Formenkreises. Die Wenigsten wissen, dass auch der Tennisarm und der Hexenschuss dazugehören.

‚Gelenkerkrankungen', das sind insgesamt mehr als 400 verschiedene Krankheitsbilder, die in ihren Ursachen, ihren Symptomen und ihrem Verlauf völlig unterschiedlich sein können. Gemeinsam sind ihnen nur die meist sehr starken Schmerzen in Gelenken, Sehnen, Bändern, Muskeln, Schleimbeuteln und Knochen. Jeder einzelne dieser Bestandteile des Bewegungsapparates kann Probleme bereiten und den betroffenen Menschen krank werden lassen.

Erkrankungen des rheumatischen Formenkreises lassen sich in vier Gruppen einteilen:

1. Entzündliche Gelenkerkrankungen

Die wichtigste entzündliche Gelenkerkrankung wird in der Medizin als ‚chronische Polyarthritis' oder auch ‚rheumatoide Arthritis' bezeichnet. Wer umgangssprachlich ‚Rheuma' sagt, der meint häufig eigentlich diese Krankheit. Symptomatisch sind lange andauernde und immer wiederkehrende (chronische) Entzündungsreaktionen in gleich mehreren Gelenken. Meist wechseln sich bei der Polyarthritis beschwerdearme Zeiten mit schmerzhaften Schüben ab. Letztere führen oft zu einer Verschlimmerung des Zustandes. Ein charakteristisches frühes Krankheitsanzeichen ist die Morgensteifigkeit, bei der sich der gesamte Körper und vor allem die Hände direkt nach dem Aufstehen steif anfühlen und erst ‚in die Gänge kommen' müssen. Im Anfangsstadium der Polyarthritis treten meist starke Schmerzen zunächst in den Gelenken der Finger und Zehen auf. Ist die Krankheit fortgeschritten, kommen reißende Schmerzen in den Armen und Beinen, der Halswirbelsäule sowie Beschwerden in den Hüften, Knien und Schultern hinzu. Die Beweglichkeit der betroffenen Gelenke nimmt immer weiter ab. Das Spätstadium schließlich bringt deformierte und steife Gelenke. Betroffen sein kann jeder: alte und junge Menschen, Frauen wie Männer. Hintergrund dieser Krankheit ist eine entzündliche Immunreaktion, die einerseits Gelenke, aber auch anderes Bindegewebe im eigenen Körper angreift. Die definitive Ursache für diese Fehlleistung des Immunsystems ist trotz großer Forschungsbemühungen noch ungeklärt.

2. Abnutzungs- und verschleißbedingte Gelenkerkrankungen

Werden Gelenke durch zu starke oder falsche Belastungen oder durch fortschreitendes Alter übermäßig stark abgenutzt, dann spricht die Medizin von ‚degenerativen' Gelenkerkrankungen beziehungsweise von ‚Arthrose'. Auch hier können gleich mehrere Gelenke betroffen sein. Das ist meist dann der Fall, wenn es sich um ältere Patienten handelt. Bei jungen Patienten kann man davon ausgehen, dass nur ein oder wenige Gelenke betroffen sind, die aufgrund angeborener Fehlstellungen oder durch einseitig hohe Belastung (Leistungssport siehe auch Seite 19) eine Arthrose entwickeln. Es handelt sich um Verschleißerscheinungen, die sich infolge einer meist langjährigen Überbeanspruchung und falscher und gelenkungesunder Ernährung schleichend ausbilden.

Im Anfangsstadium ist die Arthrose meist symptomlos. Erste Anzeichen für einen offensichtlichen Ausbruch der Krankheit sind Spannungs- und Steifheitsgefühle in den befallenen Gelenken. Im Verlauf der Erkrankung schwellen die Gelenke an, sie schmerzen und die betroffene Person wird zunehmend unbeweglich. Von einer Arthrose können alle Gelenke des Körpers betroffen sein. Am häufigsten tritt sie jedoch in den Knien, der Hüfte, den Fingern und Zehen sowie an der Wirbelsäule und ihren Bandscheiben auf. Auch bei dieser Erkrankung kann es im Laufe der Zeit zu Entzündungen kommen, die der Organismus eigentlich als Heilungsversuch einleitet. Derartige Entzündungen sind also nicht mit den Immunangriffen bei der oben beschriebenen Arthritis vergleichbar, sie können allerdings das gereizte und abgenutzte Gelenk zusätzlich schädigen.

3. Stoffwechselbedingte Gelenkerkrankungen

Ist der Stoffwechsel gestört, können die Gelenke stark darunter leiden. Bei Gicht, die in der Fachsprache ‚Urikopathie' oder auch ‚Arthritis urica' genannt wird, ist dies zum Beispiel der Fall oder beim Knochenschwund, der Osteoporose.

Die fehlerhaften Stoffwechselumsetzungen bei Gicht können angeboren sein oder sich im Zusammenhang mit anderen Erkrankungen oder falschen Ernährungsgewohnheiten entwickeln. Generell ist bei dieser Erkrankung der Harnsäurespiegel im Blut und auch innerhalb der Gelenkflüssigkeit erhöht. Ein akuter Anfall zeichnet sich durch das Auskristallisieren von - normalerweise gelöster - Harnsäure in den Gelenken aus. Unschwer vorstellbar, dass kristalline Gebilde zwischen Gelenkkopf und -pfanne für Schmerzen sorgen können. Doch dabei allein bleibt es nicht: Die Kristalle rufen Folgeprozesse hervor, die zu Entzündungen und, in deren Folge, zu noch mehr Schmerzen in den Gelenken der Hände, Knie und Füße führen.

Viele Menschen bezeichnen Gicht als 'Wohlstandskrankheit', ist sie doch eng mit unserer Ernährungsweise verbunden. Mitunter wird das, was die Betroffenen verzehren, tatsächlich zum eigentlichen Auslöser eines erneuten Gicht-Schubs. Beim Abbau mancher Nahrungsmittel – vor allem von Fleisch – entstehen sogenannte Purine, die im Körper nicht fehlerfrei verstoffwechselt werden können. Dadurch wird vermehrt Harnsäure produziert, die wiederum den Gichtanfall begünstigt. Purinarme Kost ist daher Vorbeugung und Therapie zugleich.

Worauf sollte man bei Gicht in der Ernährung besonders achten?

■ Weitgehenden Verzicht auf Alkohol, er erhöht die Harnsäurekristallisierung und -bildung.

■ Fette Speisen meiden, denn Fett behindert die Ausscheidung von Harnsäure über die Niere.

■ Purinhaltige Lebensmitteln meiden, u. a. Fleisch (vor allem fette Tierhaut), Räucherfisch, Fischkonserven, Hülsenfrüchte, Kohl, Pilze und Spargel.

■ Erlaubt sind: kohlenhydrat- (Nudeln, Reis) und ballaststoffreiche Nahrungsmittel (Getreideprodukte), sowie Obst, die meisten Gemüse und Kartoffeln.

Die Osteoporose ist, wie ihr anderer Name ‚Knochenschwund' schon sagt, eine Störung im Knochenstoffwechsel, die zu einer Abnahme der Knochendichte und damit zu einer nachlassenden Festigkeit der Knochen führt. Das hat natürlich Konsequenzen, denn die Stabilität der Knochen ist wesentlich bei Bewegungen. So kommt es bei Osteoporose-Kranken auch viel leichter und damit auch häufiger zu Knochenbrüchen. Schon kleinere Stürze reichen aus, um zum Beispiel den für Osteoporose so typischen Oberschenkelhalsbruch hervorzurufen.

Besonders anfällig für Osteoporose sind Frauen jenseits der Wechseljahre. Sinkende Hormonwerte begünstigen einen schlechteren ‚Schutz' der Knochendichte. Jeder hat sie schon einmal gesehen, die alte Frau, die mit einem sehr krummen, fast ‚buckligen' Rücken leben muss. Er entsteht durch Brüche in den instabilen Knochenanteilen der Wirbelsäule - und ist sehr schmerzhaft.

Doch inzwischen sind es nicht nur ältere Frauen, immer mehr ältere Männer sind betroffen und manchmal auch jüngere Leute. Der Schluss liegt nahe, dass auch die Ernährung eine Rolle bei der Entstehung der Erkrankung spielt und dass die heutzutage übliche, üppige Kost den Körper zugleich mit vielerlei Mangel konfrontiert. Vitamin D und Calcium sind die Schlüsselvitalstoffe bei dieser Erkrankung, aber auch Vitamin K, Silicium und Fluorid spielen eine gewichtige Rolle.

4. Rheumatische Erkrankungen der Weichteile

Mit dieser etwas sperrigen Bezeichnung sind entzündliche, überlastungs- oder abnutzungsbedingte Beschwerden der Muskulatur und der Sehnen gemeint, manchmal werden sie auch als ‚Muskelrheumatismus' bezeichnet. Hierzu zählen so typische Sportlerprobleme wie der ‚Tennisarm' und der ‚Golfer-Ellbogen', die Sehnenscheidenentzündung und andere Überlastungsbeschwerden, aber auch die in ihrer Ursache noch nicht geklärte Fibromyalgie, bei der die Betroffenen unklare Schmerzen in vielen verschiedenen Gelenken und Muskeln entwickeln.

Was Gelenke brauchen, um gesund zu bleiben

2

Damit Gelenke dauerhaft arbeiten können und dies auch möglichst ein Leben lang tun, brauchen sie also eine erstklassige Versorgung mit Nährstoffen. Leider denken Menschen erst über ihre Gelenke nach, wenn sie beginnen, sie zu spüren. Auf den nächsten Seiten finden sich eine Vielzahl von Hinweisen, wie sich unsere ‚Bewegungswunder' unterstützen lassen. Ganz im Verborgenen vollbringen Gelenke absolute Spitzenleistungen. Je älter ein Mensch wird, desto schwieriger wird das allerdings, denn die Belastungen der Jahre summieren sich. Schließlich lassen sich nicht immer optimale Bedingungen für die Gelenkarbeit schaffen. Nicht selten sind aber auch Unkenntnis oder Achtlosigkeit der Grund, warum Gelenke Schaden nehmen - und das womöglich schon in jungen Jahren.

Bewegung kann Fluch und Segen sein

Leistungssport bei Jugendlichen ist durchaus eine Art ‚Unachtsamkeit' gegenüber den Gelenken. Junge Menschen lassen sich leicht zu extremen sportlichen Aktivitäten antreiben – die leider mit extremen Belastungen für die Gelenke einhergehen. Schneller, höher, weiter als alle anderen! Das fordert dem jungen Bewegungsapparat eine Menge ab - nicht selten zu viel. Dies wiederum begünstigt Schäden an Knochen und Gelenken: Ist der Knorpel erst verletzt und übermäßig abgerieben, so kann das auch ein jugendlicher Organismus nicht immer ‚reparieren'. Diesen Schaden nehmen die jungen Sportler dann

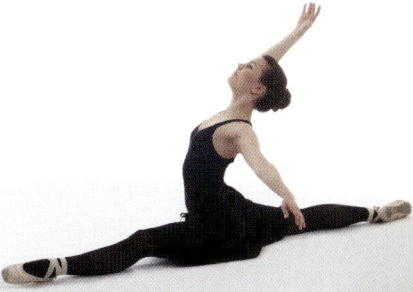

mit in ihr zukünftiges Leben – ohne dass sie jemals über die möglichen Konsequenzen ihres Sports aufgeklärt worden wären oder die Folgen auch nur annähernd selbst abschätzen könnten. Jugendliche und deren Eltern müssen sich also unbedingt informieren, bevor extrem hartes Training oder gar eine ‚Karriere' im Leistungssport anstehen.

Folgerichtig sind ältere Menschen durch ein Zuviel an Sport stärker gefährdet. Wer sich lange Zeit wenig bewegt hat, riskiert schnell einen Überlastungsschaden. Wer den ‚inneren Schweinehund' der Bewegungslosigkeit überwindet, fordert nicht selten urplötzlich Höchstleistungen von seinem Körper - ohne eine vorhergehende Phase der langsamen Eingewöhnung an die ungewohnte Belastung. Das begünstigt Risse in Gelenkkapseln oder Bändern, Entzündungen und Schwellungen oder andere Schmerzen an Knochen, Muskeln und Gelenken. Und Entzündungen sind der Erzfeind jedes Gelenks.

Ein weiteres Problem ist die potentielle Mangelversorgung der Gelenkschmiere. Wenn sie nicht das liefert, was Knorpel und Gelenk unbedingt brauchen, dann ‚hungert' dieses systemische Wunderwerk und wird zunehmend labil.

Für all diese Fälle gilt: Schäden am Gelenk summieren sich schleichend und über die Jahre. Sie werden kontinuierlich größer, bis das Gelenk schließlich ‚streikt' und unter Schmerzen seinen Dienst versagt.

Also besser gar keinen Sport treiben? Was sollte man essen, um die Gelenke richtig zu ernähren? Wie lassen sich Entzündungen vermeiden? Wie stärkt und kräftigt man Knochen und Gelenke?

Falsch ist: ‚Sport ist Mord'. Bewegung auf ein absolutes Minimum zu beschränken, ist bestimmt nicht der richtige Weg.

Richtig ist: Bewegung und Sportarten, die Freude machen, sind geradezu ein Muss, um Körper und Geist (!) gesund zu erhalten. Professor Walter Brehm von der Universität Bayreuth meint dazu schlicht: „Gesund am Sport ist, das man sich hinterher wohler fühlt." Das gilt auch für die Gelenke, denn ohne die regelmäßige tägliche

Bewegung darben sie. Gelenke haben keine eigene Blutversorgung. Das ist sehr sinnvoll, denn die empfindlichen Blutgefäße würden im Gelenk immer wieder gestaucht und auf Dauer beschädigt. Lediglich die Gelenkkapselhaut ist durchblutet. In ihr wird auch die Gelenkschmiere mit Nährstoffen aus dem Blut gebildet, die sodann ins Gelenk ‚hineinwandert'. Damit sie überhaupt ‚wandern' und folglich in den Knorpel eindringen kann, braucht es Bewegung und Druck im Gelenk: Bewegung ist das Transportmedium der Gelenkschmiere. Nur durch Bewegung gelangt alte, verbrauchte und mit Abfallstoffen beladene Synovia aus dem Gelenkspalt heraus und frische, nährstoffreiche strömt hinein. Durch Bewegung erzeugter Druck presst die frische, nährstoffreiche Synovia in den Knorpel auf den Knochenenden, um die gesunderhaltenden Substanzen auch dort einzubringen. Idealerweise wird die Gelenkschmiere durch Druck sogar etwas flüssiger, dadurch dringt sie leichter und tiefer in den Knorpel ein. Für Menschen mit Gelenkproblemen ergibt sich daraus eine wichtige Schlussfolgerung: Gerade ein schmerzendes Gelenk muss (vorsichtig!) bewegt werden – sonst ‚verhungert' es und die Probleme verstärken sich.

Bewegung

- ist Balsam für Körper und Seele.
- gewährleistet die Gelenkernährung.
- kurbelt den Stoffwechsel und die Durchblutung an.
- festigt Muskulatur und Bindegewebe.
- führt zur Ausschüttung von Endorphinen (Glücks- / Anti-Schmerz-Hormone).
- baut negativen Stress ab.
- fördert die Entspannung.
- stärkt das Immunsystem.
- kann helfen, das Körpergewicht zu reduzieren.

Dass Sport gesund ist gilt nicht nur für Knochen und Gelenke, sondern auch für das Herz-Kreislauf-System, die Verdauung, die Atmung, die Psyche und vieles mehr. Jeder Mensch wird krank, wenn er sich nicht bewegt. Doch das Wohlbefinden ist abhängig von Art, Dauer, Häufigkeit und natürlich Intensität der körperlichen Betätigung. Wer sich zu viel zumutet, dem winken nicht mehr Gesundheit, sondern mehr Probleme mit seinem Körper. Moderate Bewegung, die nicht überanstrengt, ist die Lösung. Es gilt, den ‚Goldenen Mittelweg' zu finden.

Und der ist für jeden Menschen überaus individuell: Wer tagsüber fast durchgehend am Schreibtisch sitzen muss, der sollte sich am Abend bewegen. Nicht von Null auf Hundert, sondern mit Muße und in leichtem Trab, der nach Belieben gesteigert werden kann. Wer tagsüber körperlich arbeitet, dem tut abends nicht nur das Sofa gut.

Vorsicht Ungeübte!

Wer bereits Probleme mit den Gelenken oder andere gesundheitliche Einschränkungen hat, bisher keinerlei Sport getrieben hat oder älter als fünfzig Jahre ist, der sollte vor dem sportlichen Neubeginn eine/n Ärztin/Arzt um Rat fragen.

Die Bewegungen am Tage können anstrengend, aber einseitig sein – gezielte ‚Gegenbewegungen' wären in diesem Fall ein Labsal für den Körper. Wer unsicher ist, der sucht am besten die fachliche Beratung bei einem/r Physiotherapeuten/in. Und wer sich krankheitsbedingt über einen längeren Zeitraum nur sehr eingeschränkt bewegen konnte, der muss sehr vorsichtig, in kurzen Intervallen und mit längeren Pausen zwischen den Trainingseinheiten wieder in Bewegung kommen. Ein ungeübter Bewegungsapparat ist äußerst anfällig für Verletzungen und sehr schnell überfordert. Mäßig, aber regelmäßig ist also in allen Fällen die beste Devise.

Bewegung und Sport können überaus gelenkschonend sein. Für Ungeübte eignen sich die folgenden Sportarten besonders gut:

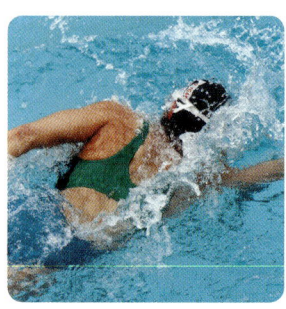

Schwimmen

Unter Wasser besitzen wir physikalisch betrachtet nur noch einen kleinen Teil unseres Normalgewichts, der Wasserwiderstand wirkt dagegen wie eine natürliche ‚Ganzkörperhantel'. Das Ergebnis: Die Gelenke werden geschont und die Muskeln trainiert.

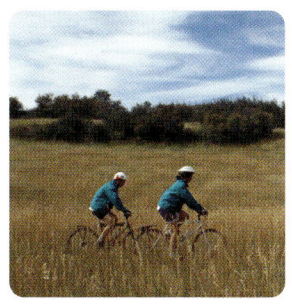

Radfahren

Beim gelenkschonenden Radfahren darf allerdings nur gegen einen geringen Widerstand ‚angetreten' werden, also sollten das Bezwingen von nur wenigen und geringen Steigungen und viel gleichmäßiges Fahren in der Ebene das Ziel sein.

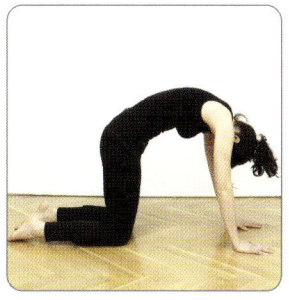

Gymnastik

Gymnastische Übungen sollten am besten zu Beginn nach fachlicher Anleitung durchgeführt werden. So kann man schädliche Fehlbewegungen vermeiden und ‚gesunde' Bewegungen lernen, vor allem auch solche, die sich gut in den normalen Alltag einfügen lassen und dann ganz nebenbei die Beweglichkeit trainieren – ohne zusätzlichen Zeitaufwand.

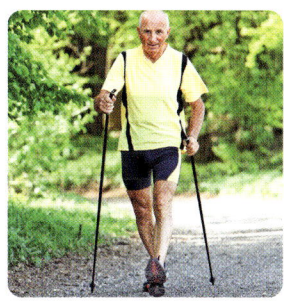

Walking

Hat der Körper sich gut an etwas Bewegung gewöhnt, ist auch maßvolles Walking eine gesunde Alternative.

Es gibt ein paar ‚Grundregeln', die für alle sportlichen Aktivitäten gelten. So ist zum Beispiel Aufwärmen vor dem Sport oberste Pflicht. Kälte verschlechtert die Konsistenz der Gelenkschmiere, eine Gelenkschonung ist dann nicht zu erreichen. Ebenso wichtig sind Dehnübungen, langsam und vorsichtig (keinesfalls ruckartig!) durchführen, immer nur bis zum Widerstand gehen, lockern und wiederholen, so verbessern Sie auf Dauer die Beweglichkeit deutlich. Und nach jeder sportlichen Aktivität sollte die Entspannung nicht zu kurz kommen.

Weitere wichtige Regeln sind:

- auf die richtige Sportbekleidung, insbesondere geeignete Schuhe achten,
- niemals bei Erkältung oder gar Fieber zu trainieren,
- kein Sport während der Einnahme bestimmter Medikamente.

In unklaren Fällen am besten mit einer/m Ärztin/Arzt klären, welche Sportart geeignet ist und wie, wie oft und wie lange trainiert werden kann.

Aller Anfang ist schwer, das gilt bei Bewegung besonders. Die Vorwände, um sich davor zu ‚drücken', sind so zahl- wie einfaltsreich. Die meisten Menschen, die lange keinen Sport getrieben haben, haben dafür gleich mehrere ‚gute Gründe' bei der Hand: ‚Ich bin zu ungelenk.' ‚Ich habe zu wenig Zeit.' ‚Gymnastik ist langweilig.' ‚Bewegung tut mir weh.' Bei näherer Betrachtung haben diese Aussagen alle keinen Bestand – schließlich geht es um die Gesundheit der Gelenke und damit um nicht mehr oder weniger als die Beweglichkeit und Vitalität von morgen. Meist muss aber erst einmal der ‚innere Schweinehund' überwunden werden, dann läuft alles wie von selbst. Und dafür gibt es ein paar schöne Tricks.

Tricks zum In-Bewegung-Kommen

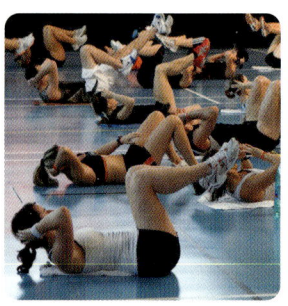

Bewegung in Gesellschaft
Zu zweit oder in der Gruppe macht Bewegung mehr Spaß und man kann nicht so leicht ‚kneifen', wenn man sich verabredet hat.

Motivation und Erfolg bei der richtigen Sportart
Bei Sportarten, die einem Spaß machen, kommt man schneller zu merkbaren Erfolgen. Erfolg macht noch mehr Spaß und man bleibt eher dran.

Auch die Wirkung zählt!
Ein neues Sport-Outfit kann Wunder wirken: Man fühlt sich darin wohler und zeigt sich dann vielleicht auch gerne, das motiviert weiter.

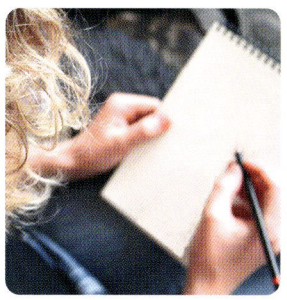

Termine, Termine
Trainingszeiten sollten einen festen Platz im Terminkalender bekommen. Denn der Gesundheitsgewinn ist doch mindestens so wichtig wie ein Geschäftstermin, oder?

Erfolge protokollieren
Sowohl erfolgreich absolvierte Trainingstermine wie auch Dauer und Intensität der sportlichen Betätigung sollten in einem übersichtlichen, tabellarischen Protokoll festgehalten werden. So ist sowohl das Durchhalten als auch das Vorankommen gut erkennbar und motivierend festgehalten.

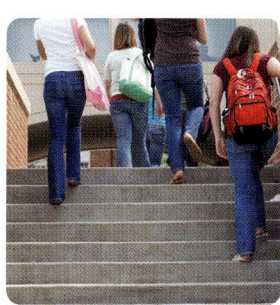

Bewegung im Alltag
Treppe steigen statt Aufzug fahren, Radeln statt Auto fahren, zu Fuß gehen statt den Bus nehmen – es gibt viele Möglichkeiten, kürzere und längere Bewegungseinheiten in den Alltag einzubauen.

Glucosaminglycane sind zentral für die Knorpelernährung

Durch Bewegung kann also sichergestellt werden, dass die versorgende Gelenkschmiere überall im Gelenk ankommt. Doch was braucht die Synovia, damit sie alles enthält, um ihren Aufgaben vollauf nachkommen zu können? Zentrale Nährstoffe für die Gelenkschmiere sind die Glucosaminglycane. Einerseits bestimmen sie die richtige Konsistenz der Gelenkschmiere, andererseits sind sie als Nährsubstanzen unersetzlich für den Knorpel, der sie für seinen eigenen Aufbau braucht. Liegen Glucosaminglycane nur in unzureichenden Mengen vor, dann verliert die Gelenkschmiere schnell ihre zähe Konsistenz und kann gesunde Puffer- und Hydraulikfunktionen im Gelenk nicht mehr sicherstellen. Es beginnt eine Kettenreaktion: Der schlecht abgepufferte Knorpel reibt sich mehr und mehr auf, die Gelenkschleimhaut wird gereizt. Entzündungen werden begünstigt, die wiederum den Knorpel weiter schädigen. Doch es kommt noch schlimmer. Denn die Glucosaminglycane sind ja auch wesentlicher Knorpelbestandteil: fehlen sie, geschieht zwangsläufig mehr Abbau statt Aufbau des Knorpels. Die Versorgungsfunktion der Synovia ist dann nicht mehr gegeben. Ähnlich sieht es mit dem Feuchtigkeitsnachschub für das Gelenk aus. Glucosaminglycane sind jene Stoffe, die das Wasser in der Synovia und dem Knorpel binden. Mangelt es an ihnen, dann verlieren Gelenkschmiere und Knorpel an Elastizität und trocknen nach und nach aus. Dadurch wird der Knorpel insgesamt immer weniger belastbar, er kann die wichtige Stoßdämpferfunktion für die unter ihm liegenden Knochen nicht mehr perfekt wahrnehmen und fasert immer mehr auf. Eine gesunde Ernährung muss also diese zentralen Stoffe für die Gelenkversorgung und -pflege beinhalten. Doch woher bekommt man diese nicht gerade ‚gewöhnlichen' Glucosaminglycane?

In jungen Jahren macht die Glucosaminglycane-Versorgung keine Probleme, denn ein junger Körper kann für seine Gelenke immer selbst genügend von diesen wunderbaren Stoffen produzieren. Kritisch wird es mit fortschreitendem Alter oder wenn die Belastungen der Gelenke höher sind als normal (Leistungssport siehe Seite 19). Mit der körpereigenen Produktion der Glucosaminglycane ist es wie mit vielen anderen Produktionswegen im Körper: Sind erst die ‚mittleren Lebensjahre' erreicht, dann ist der Organismus störanfälliger und träger als noch in der Jugend. Für die Gelenke kann eine Mangelsituation die Folge sein – mit all den bereits geschilderten negativen Folgen. Glücklicherweise hält die Natur Glucosaminglycane für den Menschen bereit. Eine der reichhaltigsten Quellen kommt aus dem Meer und ist essbar.

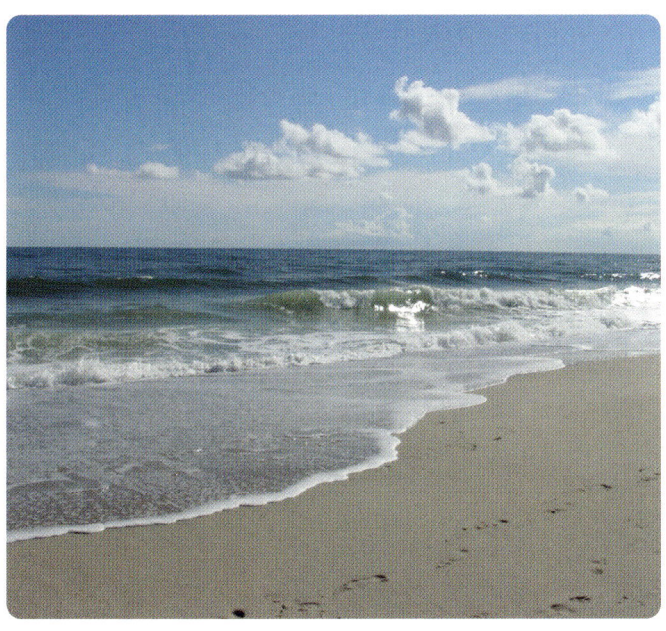

3 Gesundheit aus dem Ozean – für den Knorpel mitessen!

Im Meer liegt die Wiege des Lebens. Das Gesundheitspotenzial des Meeres ist demnach ebenso facettenreich wie das Leben selbst: Seeluft klärt die Bronchien, Algenprodukte helfen gegen Jodmangel, Lebertran ist besonders wegen seines hohen Gehaltes an Vitamin A und Vitamin D wertvoll. Und wer schon einmal mit einer Hautabschürfung oder einem Schnitt im Finger in sauberem Meerwasser gebadet hat, der wird sich erinnern, dass die Wunde deutlich schneller abheilte als ohne den marinen Einfluss. Um diese heilende Wirkung bei Brandwunden und Verletzungen der Haut wussten bereits die Seefahrer vergangener Jahrhunderte – und noch heute macht man sich die heilenden Effekte des Meerwassers bei der Behandlung von Hautproblemen, Stoffwechselstörungen oder auch rheumatischen Beschwerden zunutze.

Doch nicht nur das Wasser der Ozeane ist Balsam für den Körper, auch die in ihnen lebenden Tiere und Pflanzen haben in punkto Gesunderhaltung einiges zu bieten. Ein bemerkenswertes Beispiel dafür ist die neuseeländische Grünlippmuschel *Perna canaliculus,* die in den letzten Jahren aufgrund ihres gesundheitlichen Potenzials, ihres Vitalstoffreichtums und dessen gelenknährender Eigenschaften immer mehr Interesse findet.

Die Grünlippmuschel ist vor den sauberen Küsten Neuseelands zu Hause. Bei den dort lebenden Menschen steht sie seit Jahrhunderten auf dem Speiseplan. Insbesondere die Maori, die Ureinwohner Neuseelands, profitierten von der außerordentlichen Fülle an wichtigen Nährstoffen. Gelenkprobleme waren bei ihnen in der Vergangenheit so gut wie unbekannt. Die eingehende Untersuchung ihrer Ernährungsgewohnheiten ergab, dass ihr hoher Konsum an rohen Schalentieren sie offenbar gegen derartige Krankheiten ‚immunisierte'. Erst als die Maori ihre Essgewohnheiten stärker denen der Industrienationen anpassten, mehrten sich auch bei ihnen Fälle von Gelenkerkrankungen.

Das rief Nahrungs- und Medizinwissenschaftler auf den Plan. Die Inhaltsstoffe der Grünlippmuschel und ihre Wirkung sind daher inzwischen umfassend untersucht. Aufgrund der vorliegenden Ergebnisse gelten deren positiven Aspekte als gesichert. Grünlippmuscheln sind eine exquisite Bereicherung für die allgemeine Ernährung und für die menschliche Gelenkgesundheit.

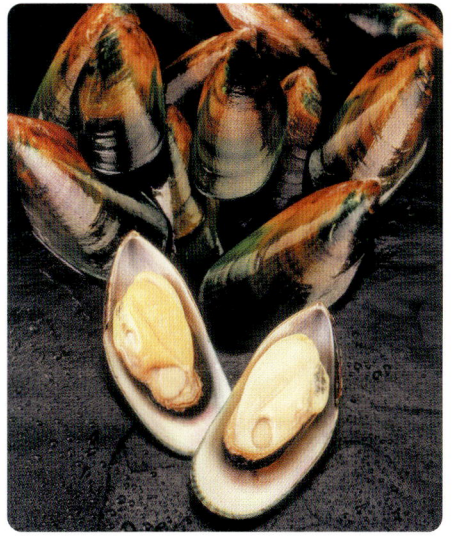

Wie alle Meeresbewohner nutzt die neuseeländische *Perna canaliculus* das ungeheure Potenzial des Ozeans und reichert dessen Nährstoffe in sich an. Im Nahrungsmittel Muschel stehen sie sodann dem Menschen zur Verfügung. Daher findet *Perna canaliculus* nicht nur als gehaltvolle Delikatesse in der Küche Verwendung. Sie bietet wesentlich mehr: Ein aus dem grünen Schalentier gewonnenes Konzentrat ist eine ideale Nahrungsergänzung. Sie hilft, den Körper und seine Gelenke auf natürliche Weise gesund zu erhalten. Die Grünlippmuschel vereint alle wesentlichen Substanzen, die in Bindegewebe und Gelenken benötigt werden – allem voran Glucosaminglycane. Doch sie kann noch einiges mehr:

Ein dreifaches Plus für die Gelenke steckt in der Grünlippmuschel, denn sie hat ...

1. Plus: ... einen hohen Gehalt an Glucosaminglycanen.

2. Plus: ... einen hohen Gehalt an mehrfach ungesättigten Omega-3-Fettsäuren.

3. Plus: ...einen hohen Gehalt an Kieselsäure, Mineralstoffen und Spurenelementen.

Das erste große Plus der Grünlippmuschel: Glycosaminglycane

Das erste große Plus, die Glycosaminglycane und deren Bedeutung für die Gelenke, wurde ja bereits thematisch angeschnitten. In der Trockensubstanz einer Grünlippmuschel stecken enorme 15 bis 24 Prozent dieser wichtigen Gelenknährstoffe. Vergleicht man diese beachtlichen Werte mit heimischen tierischen Glycosmaninglycan-Quellen (Knorpel, knorpelhaltige Produkte, sowie Sehnen, Blutgefäße und Augen von Nutztieren) dann schneiden Letztere schlecht ab. Auch veränderte Essgewohnheiten verhindern die Zufuhr von genügend Glycosaminglycanen: Kaum jemand isst diese Lebensmittel hierzulande noch, schon gar nicht täglich und in ausreichendem Maß. Selbst wer für Markklößchensuppe und Knochensülze schwärmt, bezieht nicht unbedingt ausreichend Glucosaminglycane über die Nahrung.

Doch zunächst noch ein wenig mehr Informationen zu den Glucosaminglycanen. Sie sind eine besondere Form von Vielfachzuckern, den so genannten Polysacchariden. Sie bestehen meist zu fünfzig Prozent aus dem charakteristischen Grundbaustein Glucosamin. Er ist nahezu identisch mit Traubenzucker (Glucose), lediglich ein zusätzlicher Stickstoff mit zwei Wasserstoffmolekülen hängen ihm an.

Der menschliche Körper kann diese Grundeinheit aus seinem Traubenzucker selber bilden, jedoch nimmt die Produktion des Glucosamins mit steigendem Lebensalter ab und reicht irgendwann nicht mehr aus, um eine ausreichende Glucosaminglycanversorgung zu gewährleisten. Die Grünlippmuschel mit ihrem üppigen Glucosaminglycan-Gehalt kann hier unproblematisch für ‚Nachschub' sorgen.

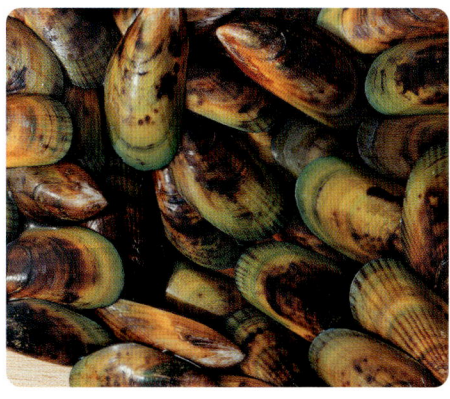

Im gesunden Gelenk unterliegen die Glucosaminglycane ständigen Ab- und Aufbauprozessen – im Idealfall bleibt dabei ihre Gesamtmenge gleich. Durch negative Einflüsse infolge sportlicher Überlastung, Verschleiß, Entzündungsprozessen in den Gelenken, Nährstoffdefiziten oder Ähnlichem ist dieses natürliche Gleichgewicht jedoch bedroht, es wird dann mehr von diesem Gelenkmaterial ab- als aufgebaut. Nur durch die Zufuhr von mehr Glucosaminglycanen aus der Ernährung kann dieser schädliche ‚Gelenkstress' gestoppt werden. Die Gelenkschmiere erhält wieder eine ausreichende Menge ihrer wichtigsten ‚Zutat' und kann sie an den Knorpel weitergeben. Beide binden daraufhin wieder mehr Feuchtigkeit und können ihre Schmier- und Pufferfunktion besser ausüben. Der Stress im Gelenk lässt nach, und die womöglich schon leicht angegriffene Knorpelschicht kann sich langsam erholen.

Leider hat die Erholungsfähigkeit von Knorpel natürliche Grenzen. Ein Knorpel, der ernsthaften Schaden genommen hat, kann sich bei Erwachsenen nie mehr vollständig regenerieren. Der Grund für diese unschöne Tatsache ist, dass Knorpel nur sehr wenige Zellen (Chondrozyten) enthält, die wiederum nicht mehr in der Lage sind, sich zu teilen. Allerdings bilden sie fleißig eine Zwischenzellsubstanz, die so genannte Knorpelmatrix. Sie besteht hauptsächlich aus ungeheuer großen Riesenmolekülen, den so genannten Proteoglycanen und viel

Wasser (Inhaltstoffe des Knorpels siehe Seite 14). Diese Riesenmoleküle entwickeln sich mithilfe der Glucosaminglycane. Bis zu Hundert davon binden sich dafür an ein Protein und bilden eine Art ‚Molekülbürste'. Viele dieser Bürsten verbinden sich dann wiederum an ein Glucosaminglycan (meist Hyaluronsäure). Diese kolossalen, komplexen Riesen sind dafür verantwortlich, dass der Knorpel jene einzigartige Kombination von Fähigkeiten wie Festigkeit, Glätte und Elastizität in sich vereint. Fehlen mit zunehmendem Alter die Glucosaminglycane, so ist naheliegend, dass die Gesundheit von Knorpel, Synovia und damit die des ganzen Gelenks leidet. Und schlimmer noch: Kommt es zu Abrieb oder gar einer tieferen Verletzung von Knorpelgewebe, dann sind noch weniger Zellen vorhanden als vorher. Die wichtigen Riesenmoleküle werden nur noch unzureichend gebildet, die gesamte Knorpelstruktur gerät in eine Art Ungleichgewicht. Verschleiß zieht also zwangsläufig eine weitere Verschlechterung der Gelenkgesundheit nach sich. Vorbeugen ist also auch in diesem Falle besser als heilen. Wem also seine Gelenke und deren Beweglichkeit etwas Wert sind, der sollte darüber nachdenken, wie er sie bestmöglich pflegen und versorgen kann. Die glucosaminglycanreichen Grünlippmuscheln können dabei wichtige Helfer sein. Mit ihrer Vitalstofffülle lässt sich der Knorpel jederzeit gut versorgen. Kleinere Verletzungen werden durch die Produktion von ‚Knorpel-Riesen' aufgefüllt. Sie sind dann zwar kein echtes Knorpelgewebe, bremsen jedoch den weiteren Verschleiß oder den Fortgang der Verletzung.

Da die Glucosaminglycane der Grünlippmuschel also nicht nur für die wichtige Zähflüssigkeit der Gelenkschmiere sorgen, sondern auch für Bildung und optimale Struktur des Knorpelgewebes unerlässlich ist, zählt ihr Extrakt inzwischen zur ersten Garde der knorpelschützenden Ernährungsprodukte. Eine frühzeitige Zufuhr von Glucosaminglycanen kann helfen, die Entstehung von Verschleißerscheinungen zu bremsen.

Das zweite große Plus der Grünlippmuschel: Omega-3-Fettsäuren

Omega-3-Fettsäuren sind mehrfach ungesättigte Fettsäuren. Sie zählen zu den essenziellen Vitalstoffen, die jeder Mensch zwingend über die Ernährung aufnehmen muss, denn diese Fettsäuren kann der Körper nicht selbst bilden, er benötigt sie aber dringend als Baumaterial für Zellen und Immunsystem.

Grünlippmuscheln nehmen nicht zuletzt aufgrund ihres hohen Gehaltes an Omega-3-Fettsäuren eine herausragende Stellung als Nährstofflieferanten für den Menschen ein. Für die Gelenke bedeuten die Omega-3-Fettsäuren einen großen Schutz, denn sie wirken auch entzündungshemmend in überlasteten, alternden und langsam verschleißenden Gelenken.

An der Entstehung von Entzündungsprozessen sind bestimmte Botenstoffe beteiligt, so genannte Prostaglandine. Sie werden im Körper aus verschiedenen Fettsäuren hergestellt. Stammen diese Fettsäuren vor allem aus Fleisch- und Wurstwaren, dann bilden sich daraus im menschlichen Körper reichlich entzündungsfördernde Prostaglandine. Sind es jedoch vermehrt Omega-3-Fettsäuren, die ihrerseits zur Prostaglandin-Bildung genutzt werden können, dann entstehen daraus entzündungshemmende Botenstoffe. Das Fazit: Je mehr Omega-3-Fettsäuren ein Mensch zu sich nimmt, desto weniger riskiert er Entzündungen, die seinem Körper und vor allem seinen Gelenken schaden können. Grünlippmuschelkonzentrat mit reichlich Omega-3-Fettsäuren hilft daher dem Körper, sich auf natürliche Weise gegen Entzündungen zur Wehr zu setzen.

Der Siegeszug der Grünlippmuscheln als Gelenknahrung begann vor etwa vierzig Jahren. Bei der Suche nach potenziellen Krebsheilmitteln aus Meeresorganismen stießen amerikanische Wissenschaftler damals in den Küstengewässern Neuseelands auf die Grünlippmuschel. Die Versuche mit Konzentraten aus den Weichtieren ergaben zwar keine tumorhemmende Wirkung, wohl aber eine erstaunliche Wirksamkeit bei Entzündungen, die vermutlich von den Omega-3ern herrührte. Die Amerikaner verloren daraufhin das Interesse und reichten ihre Ergebnisse an ihre neuseeländischen Kollegen weiter. Deren Forschungen ist es zu verdanken, dass wir heute mehr über die Grünlippmuschel und ihre Bedeutung für die Gelenke wissen.

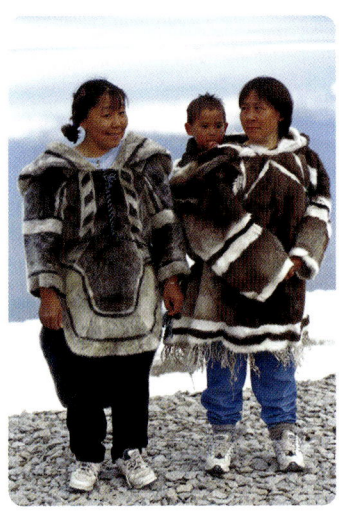

Die Erfolgsstory dieser ungesättigten Fettsäuren geht aber noch viel weiter: Die ‚Omega-3er' werden ausschließlich von Algen und anderen Meerespflanzen gebildet. Über die Nahrungskette gelangen sie über Kleintiere des Meeres und schließlich über Fische (und natürlich Muscheln) auf den Speiseplan des Menschen. Bei den Inuit (Eskimos), deren Ernährung zum Großteil aus Fisch besteht, entdeckte man vor einigen Jahrzehnten außergewöhnlich gut balancierte Blutwerte. Das Forschungsinteresse war weltweit geweckt. Inzwischen weiß man, dass Omega-3-Fettsäuren tatsächlich schlechte Blutfett- und Cholesterinwerte verbessern helfen, einen erhöhten Blutdruck harmonisieren und Gefäßwände flexibler machen. Damit sind sie geeignet, einer Arterienverkalkung und damit dem Risiko eines Herzinfarktes oder auch eines Schlaganfalls entgegenzuwirken.

Bessere Argumente für den Verzehr von mehrfach ungesättigten Omega-3-Fettsäuren kann es kaum geben. Kein Wunder, dass Nahrungsergänzungsmittel mit Omega-3-Anteilen, zu denen auch der Grünlippmuschelextrakt zählt, mittlerweile so stark nachgefragt sind.

Wenn Sie mehr über Omega-3-Fettsäuren oder die anderen hier erwähnten Vitalstoffe erfahren wollen, dann hilft Ihnen die kleine Edition, in der dieses Buch erschienen ist. Viele interessante Themen werden in dieser Gesundheitsreihe vorgestellt – informativ und verständlich. Vielleicht ist ja ‚Ihr Thema' auch dabei.

Das dritte große Plus der Grünlippmuschel: Kieselsäure, Mineralien und Spurenelemente

Bis zu 13 Prozent des Trockengewichts einer Grünlippmuschel bestehen aus Kieselsäure. Damit ist das Schalentier nach dem derzeitigen Forschungsstand das Lebensmittel mit dem höchsten Gehalt an diesem Mineral. Bereits mit einem Gramm Muschelkonzentrat kann der Tagesbedarf eines gesunden Erwachsenen gedeckt werden (siehe Tabelle). Hinzu kommt, dass die im Muschelkonzentrat enthaltene Kieselsäure an bestimmte Eiweißstoffe gebunden vorliegt und so für den Menschen äußerst gut verdaulich ist.

Mineralstoff- und Spurenelementgehalt von Grünlippmuscheln		
Mineralstoff / Spurenelement	enthaltene Menge in 100g Trockensubstanz	Empfehlungen/Schätzwerte für den Tagesbedarf gesunder Erwachsener
Silicium (= wesentl. Teil der Kieselsäure)	1,3 – 4,7 g	0,01 – 0,04 g *
Natrium	5 g	0,55 g**
Kalium	1 g	2 g**
Calcium	500 mg	1.000 – 1.200 mg**
Magnesium	350 mg	300 – 400 mg**
Eisen	30 mg	10 – 15 mg**
Zink	5 mg	7 – 10 mg**
Kupfer	1 mg	1 – 1,5 mg**
Mangan	1.000 µg	2 – 5 µg**
Jod	100 µg	180 – 200 µg**
Selen	210 - 400 µg	30 – 70 µg**

Maßeinheiten: g: Gramm, mg: Milligramm, µg: Mikrogramm, wobei 1.000.000 µg = 1.000 mg = 1 g

* international anerkannter Schätzwert,
** D-A-CH-Referenzwerte (aktuell immer auf www.dge.de)

Was zeichnet nun die Kieselsäure aus? Es ist eigentlich das in ihr enthaltene Spurenelement Silicium, das dieses Naturprodukt so wertvoll macht. Es unterstützt die Vernetzung von Glucosaminglycanen zu den Riesenmolekülen im Knorpel. Damit ist Silicium wesentlich für eine funktionsfähige Gelenkschmiere und gesundes Knorpelgewebe. Darüberhinaus verbessert Silicium die Proteinbildung und kann sogar im Knorpel für ein klares Plus an Kollagen sorgen – und nicht nur dort. Auch für die Hautpflege und –heilung ist Kieselsäure ein überaus kompetenter Helfer.

Die in der Grünlippmuschel vorliegenden Mineralstoffe und Spurenelemente sind im menschlichen Körper an nahezu allen Stoffwechselprozessen beteiligt. Direkt oder indirekt wirken sie somit auch am Aufbau des Bewegungs- und Stützapparates mit – sei es als Motor des Energiestoffwechsels in den Zellen (wie **Magnesium**), als Wegbereiter für den Sauerstofftransport in das Gewebe (wie **Eisen** und **Kupfer**) oder direkter als Knochenbaustoff (wie **Calcium** und **Magnesium**).

Auch **Zink** – ein elementarer Bestandteil vieler Enzyme und mitverantwortlich für den Zellaufbau – unterstützt das gesamte Gelenk: Bei einer Infektion sorgt dieses Spurenelement dafür, dass innerhalb kürzester Zeit Millionen von weißen Blutkörperchen als ‚Abwehrarmee' bereit stehen. Zinkmangel ist in Deutschland aufgrund von falschen Ernährungsgewohnheiten nicht selten, insbesondere Jugendliche leiden häufig daran.

> **Mineralstoff oder Spurenelement?**
>
> Mineralstoffe und Spurenelemente sind essenzielle Substanzen, die der Mensch unbedingt über die Nahrung aufnehmen muss. Man unterscheidet zwischen den Mineralstoffen, auch Mengenelemente genannt, wie Calcium, Kalium, Magnesium und Natrium, die man in relativ großen Mengen braucht, und den Spurenelementen, wie Eisen, Jod, Kupfer, Mangan, Selen, Silizium und Zink, die nur in geringen Mengen benötigt werden.

Jodmangel ist hierzulande ebenfalls keine Seltenheit – dabei ist das Spurenelement Jod bei der Produktion der Schilddrüsenhormone unerlässlich und hat damit einen gravierenden Einfluss auf den gesamten Stoffwechsel des Körpers. Auch für die Jodversorgung ist deshalb eine Nahrungsergänzung mit Grünlippmuschelkonzentrat sinnvoll. Doch Achtung: Jod kann in manchen Fällen bereits bestehende Probleme mit der Schilddrüse verstärken. Besteht der Verdacht darauf oder liegt bereits eine entsprechende Diagnose vor, sollte auf das Muschelprodukt verzichtet werden.

Mangan spielt als Bestandteil von Enzymen im Kohlenhydrat- und Fettstoffwechsel eine wichtige Rolle. Im Zusammenhang mit Gelenkbeschwerden ist aber vor allem seine Funktion beim Aufbau und Erhalt von Knochen, Knorpeln und Sehnen von Bedeutung. Der hohe Mangangehalt der Grünlippmuschel kommt den Gelenken daher besonders zugute.

Kupfer hat ebenso wie Mangan bei der Bildung bindegewebiger Strukturen in Knochen und Knorpeln ein Wörtchen mitzureden. Zudem unterstützt es die geregelte Sauerstoffversorgung aller Gewebe – also auch die der Gelenke –, weil es den Einbau von Eisen in den roten Blutfarbstoff Hämoglobin begünstigt.

In Hinsicht auf die Gelenke ist ferner eine ausreichende **Selen**versorgung wichtig, da Gelenkbeschwerden häufig von Selenmangel begleitet sind. Ein Grund dafür ist, dass dieses Spurenelement durch Entzündungen rasant verbraucht wird. Der Selenbedarf ist bei Menschen mit vermehrter Entzündungsneigung (siehe Seite 35) daher außergewöhnlich hoch.

4 Die Heimat der natürlichen Gelenknahrung

Das mitunter geäußerte Argument, heimische Austern seien wegen ihres hohen Glucosaminglycan-Anteils ebenso nahrhaft für die Gelenke wie Grünlippmuscheln, ist doppelt zweifelhaft: Wer nicht auf's Geld schauen muss, darf sich getrost jeden Tag mit bis zu zwanzig Frischaustern verwöhnen. Nahrungsergänzungen mit Grünlippmuschelkonzentrat sind auf Dauer sicherlich wirtschaftlicher – vor allem aber sind sie gesünder. Denn verglichen mit einer durch Industrieabwässer belasteten Nordseeauster wachsen neuseeländische Grünlippmuscheln in extrem schadstoffarmem Wasser heran.

Die neuseeländischen Grünlippmuscheln werden in speziellen, sehr naturnahen Aquakulturen gezüchtet, vorzugsweise in den Marlborough Sounds, einer nahezu unberührten Fjordgegend der neuseeländischen Südhalbinsel. Die Wasserqualität dort ist beispielhaft: Von Algenpest, Schwermetallbelastungen oder Verunreinigungen durch Industrieabwässer blieben die neuseeländischen Fjorde verschont. Kontinuierliche Wasserproben im Umkreis der Zuchtanlagen sorgen für zusätzliche Sicherheit. Die Muscheln wachsen somit unter absolut natürlichen und ökologischen Bedingungen auf.

Und für den Fall, dass tatsächlich einmal Schadstoffe in die Marlborough Sounds gelangen, haben die Muscheln selbst ein Schutzprogramm: Sie sind in der Lage, sich schädlichen Substanzen für einige Zeit zu verschließen – im wahrsten Sinne des Wortes. Gegen abträgliche Substanzen schützen sie sich, in dem sie ihre Schalen einfach zuklappen. Sie filtern dann solange kein Meerwasser, bis die Gefahr vorüber ist.

Natürlich darf dieser Zustand nicht über längere Zeit anhalten. Dann werden auch Grünlippmuscheln irgendwann einmal hungrig und müssen ihre Schalen wieder öffnen. In dauerhaft stark belasteten Gewässern wie der Nordsee wirkt der Giftstoff-Abwehrmechanismus von Muscheln daher nicht mehr: Früher oder später sind die dort ansässigen Schalentiere gezwungen, auch das mit Schadstoffen belastete Wasser zur Nahrungsaufnahme zu nutzen.

Die Grünlippmuschelkolonien werden an senkrecht ins Wasser gehängten Tauen angesiedelt. Eine einzelne Grünlippmuschel kann ungestört bis zu acht Jahren leben und dabei eine Größe von 18 Zentimeter erreichen. Ganz so viel Zeit bekommen die Zuchtmuscheln nicht: Sie werden nach etwa zwei Jahren geerntet und sind dann maximal zehn Zentimeter lang. Der Grund für das schnelle Wachstum sind ihre gesunden Lebensbedingungen: Die Kolonie-Taue sorgen für eine störungsfreie, strömungsgünstige und geradezu optimale Versorgung mit nährstoffreichem Wasser.

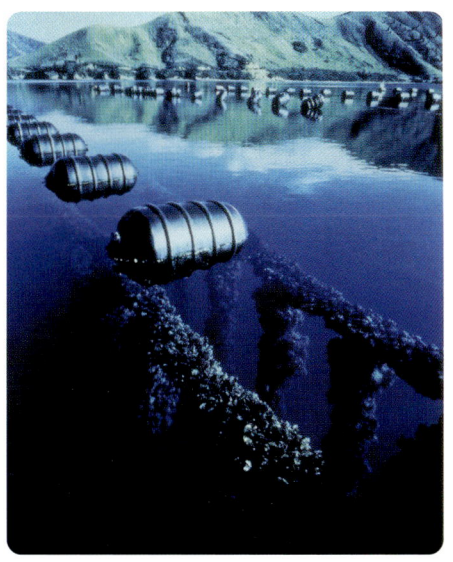

Auch bei der Verarbeitung der Muscheln zum Extrakt lässt man höchste Umsicht walten. Die Muscheln werden sofort nach der Ernte von ihren Schalen befreit und gereinigt. Durch Zentrifugieren und anschließende schonende Gefriertrocknung bei niedrigen Temperaturen wird der Flüssigkeitsgehalt auf maximal drei Prozent reduziert. Das so entstandene feste Muschelkonzentrat – das inzwischen einem trockenen Keks ähnelt – wird danach zu Pulver gemahlen. In dieser Form ist es weitgehend vor mikrobiologischer Zersetzung oder chemischen Veränderungen geschützt. Auch die weitere Verarbeitung zu Kapseln oder Tabletten geschieht natürlich unter Einhaltung strikter Hygienegesichtspunkte. Der Verarbeitungsprozess der Grünlippmuscheln – vom frischen Schalentier bis zum fertigen Muschelkonzentrat – wird ständig überwacht. Dabei werden die Muscheln regelmäßig sowohl auf eventuelle Schadstoffbelastungen als auch auf die Qualität und Wirksamkeit ihrer Inhaltsstoffe überprüft.

Würde die gesunde Gelenknahrung längere Zeit in Form eines flüssigen Extraktes oder als ganze Muschel aufbewahrt, käme es zu chemischen Reaktionen, die die wertvollen Inhaltsstoffe verändern und damit letztendlich zu einem starken Wirkverlust führen würden. Die überaus schonende Gefriertrocknung ist daher auf jeden Fall die Methode der Wahl: Alle wichtigen Inhaltsstoffe bleiben dadurch erhalten. Bei der leider immer noch hier und da üblichen Lufttrocknung – die geöffneten Muscheln werden dabei der Sonne ausgesetzt – zerstören Luft und Hitze innerhalb kurzer Zeit die Omega-3-Fettsäuren und andere wertvolle Inhaltsstoffe. Man tut also gut daran, bei der Auswahl eines Grünlippmuschelprodukt dessen Herstellungsmethode zu beachten.

Der praktische Einsatz der Grünlippmuschel für gesunde Gelenke

5

Damit Grünlippmuschelkonzentrat seine positiven Effekte auf die Gelenke optimal entfalten kann, muss es über mehrere Wochen täglich genommen werden, am besten vor oder zu einer Mahlzeit. Die Dosierung als Nahrungsergänzungsmittel zur Unterstützung gesunder Gelenke liegt ungefähr bei täglich 0,5 bis 1,5 Gramm Muschelkonzentrat. Wer Grünlippmuscheln zur Gelenkversorgung und als Nahrung für das Bindegewebe einsetzen möchte, kann seinen Speiseplan auch kurweise mehrmals im Jahr mit etwa 0,75 Gramm Muschelkonzentrat pro Tag ergänzen – am besten jeweils über einen Zeitraum von acht Wochen.

Meist wird das Muschelkonzentrat gut vertragen, lediglich in einigen seltenen Fällen treten leichte Verdauungsbeschwerden auf. Um diese zu vermeiden, ist es empfehlenswert, das Konzentrat direkt vor oder zu einer Mahlzeit zu sich zu nehmen. Wie bei jedem gewöhnlichen Nahrungs- oder Pflanzenheilmittel kann es auch nach dem Verzehr von Muschelkonzentrat vereinzelt zu allergischen Reaktionen kommen. Wechselwirkungen von Grünlippmuschelkonzentrat mit Medikamenten sind nicht bekannt. Im Zweifel oder bei einer individuellen Risikokonstellation sollte man medizinischen Rat einholen.

> **Wenn die Gelenke schon schmerzen**
>
> Liegen schon Gelenkprobleme vor, dann muss die Dosierung höher liegen, sie beginnt dann bei zwei Gramm pro Tag, aber auch höhere Dosen können nötig sein. Allerdings ist jede/r Betroffene gut beraten, sich bei Gelenkerkrankungen an versierte Therapeut/innen zu wenden. Denn so hilfreich die Inhaltsstoffe der Grünlippmuscheln zur Unterstützung gesunder Gelenke sind – ein Allheilmittel sind sie deshalb nicht. Wer ernsthaft erkrankt ist und unter Beschwerden leidet, sollte unbedingt eine/n Ärztin/Arzt konsultieren.

Grünlippmuschelkonzentrate können auch in Form von Cremes, Salben oder Gelen auch von außen auf die Gelenke aufgetragen werden. Mittels einer vorsichtigen Massage beim Auftragen auf Nacken, Schulter, Rücken, Ellenbogen oder Knien unterstützt man zusätzlich das Wohlbefinden. Die nährenden Inhaltsstoffe gelangen so besser in die Gelenke und pflegen sie – eine sehr sinnvolle manuelle Therapie, die bei akut belasteten Gelenken die positiven Effekte der Nahrungsergänzung verstärkt.

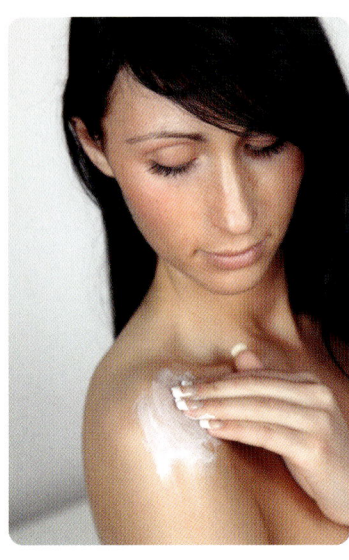

Dank seines hohen Gehalts an Glucosaminglycanen, Omega-3-Fettsäuren, Kieselsäure, Mineralstoffen und Spurenelementen nährt Grünlippmuschelkonzentrat die Gelenke und das Bindegewebe eines jeden Menschen auf vielfache und natürliche Weise. Besonders wertvoll ist das Muschelkonzentrat als Nahrungsergänzung für …

- Menschen, die ihre Gelenke gesund erhalten wollen.
- Vegetarier, denn sie führen sich über ihre Nahrung praktisch keine Glucosaminglycane zu.
- Menschen, die häufig auf Fertigkost zurückgreifen.
- Sportler, die durch hohe Gelenkbelastungen einen höheren Bedarf an speziellen Gelenknährstoffen haben.
- Übergewichtige, die ihren gesamten Bewegungsapparat einer stärkeren Belastung aussetzen als ein Normalgewichtiger und ihre Gelenke daher besonders pflegen müssen.
- Kinder und Jugendliche, denn durch das Wachstum benötigen sie mehr Gelenknahrung.

- Senioren, deren Bedarf an wertvollen Vitalstoffen durch zunehmenden Verschleiß erhöht ist. Außerdem reduziert sich im Alter die Fähigkeit des Körpers, Nahrungsinhaltsstoffe in genügendem Maße aufzunehmen und zu verwerten. Das Muschelkonzentrat hilft Senioren, die Gesundheit ihrer Gelenke so lange wie möglich aufrechtzuerhalten und sich damit ein Maximum an Beweglichkeit und Aktivität im Alter zu bewahren.

Die Grünlippmuschel für Feinschmecker

Im Handel werden Grünlippmuscheln unter den Bezeichnungen ‚grüne Muscheln', ‚Grünschalmuscheln', ‚Grünschalen' oder auch ‚greenshell mussles' angeboten. Meist steht jedoch auch ihr vollständiger Artenname *Perna canaliculus* irgendwo auf dem Etikett. Sie gehört zu den Delikatessen der neuseeländischen Küche, neben anderen

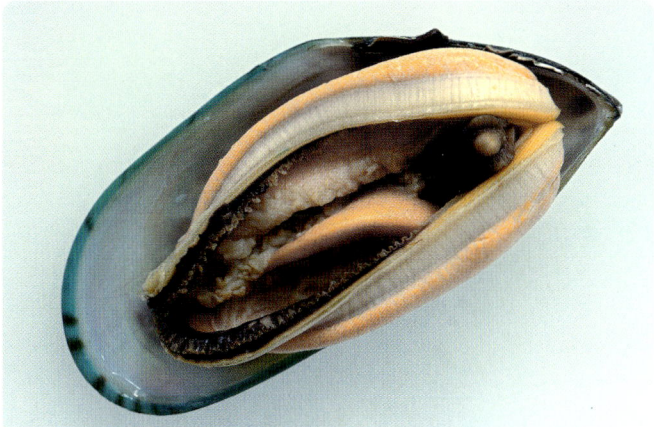

Meeresfrüchten wie dem Felsenhummer (crayfish), Sardinen (whitebait), Wildgerichten sowie landestypischem Obst und Gemüse, beispielsweise Kiwi- und Passionsfrüchte, Avocados und Artischocken.

Inzwischen sind die grünen Schalentiere auch in unseren Breiten als ‚Exoten' auf den Speisekarten von Spezialitätenrestaurants angekommen. Immerhin beeindrucken sie allein aufgrund ihrer Größe von mindestens zehn Zentimetern und sind damit eine fünf- bis zehnmal 'fleischigere' Alternative zur viel kleineren Miesmuschel. Wegen ihrer schönen Färbung verwenden Spitzenköche die Muschel-Halbschalen gern auch als schmückendes Beiwerk zu Meeresgerichten aller Art. Das Auge isst schließlich mit.

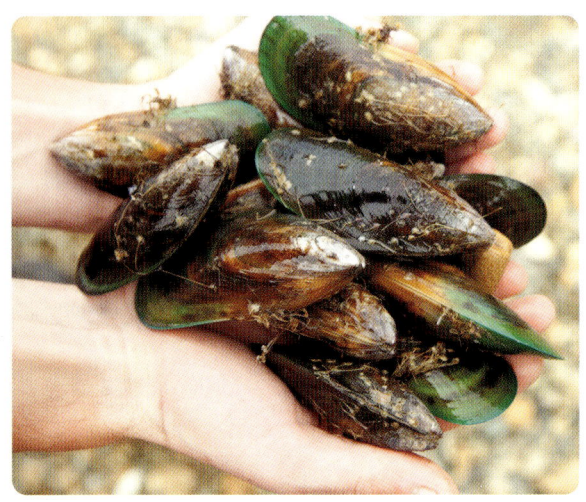

Wer daheim selber einmal ein ungewöhnliches (und überaus ästhetisches!) Grünlippmuschel-Gericht servieren möchte, der wird bei gut sortierten Fischhändlern, in vielen Delikatessengeschäften und in manchen Lebensmittelmärkten fündig. Aufgrund der langen Transportwege, die die Grünlippmuschel bis Europa zurücklegen muss, kommt sie hier bereits vorgegart (blanchiert) als Tiefkühlware an. Etwa eine halbe Stunde vor der Zubereitung sollten die Muscheln aus dem Tiefkühlfach genommen werden. Sie dürfen nicht zu lange und nicht zu hoch erhitzt werden, sonst verlieren sie ihren zarten Biss und bekommen eine gummiartige Beschaffenheit. Außerdem schadet starke Hitzeeinwirkung den gesunden Inhaltsstoffen der Muscheln.

Rezepte

Grünlippmuscheln in Weißweinsud

Zutaten:

2 bis 2,5 kg tiefgekühlte Grünlippmuscheln
2 El Olivenöl
¾ l Weißwein (trocken)
5 Knoblauchzehen
1 Zwiebel
je 2 EL Basilikum und Petersilie
Meersalz, Pfeffer

Zubereitung: für 3 Personen

Die Grünlippmuscheln säubern. Knoblauch und Zwiebel schälen, fein hacken und in heißem Öl andünsten. Die tiefgekühlten Muscheln hinzugeben und etwa fünf Minuten unter Rühren mitgaren lassen.

Die Kräuter hacken und den Muscheln hinzufügen. Das Ganze mit dem Wein aufgießen, weiter erhitzen, etwa zwei Minuten kochen und anschließend bei geschlossenem Topf ein paar Minuten ziehen lassen.

Den Sud nach persönlichem Geschmack mit Salz und Pfeffer abschmecken und das Gericht mit Weiß- oder Vollkornbrot und Aioli-Soße servieren.

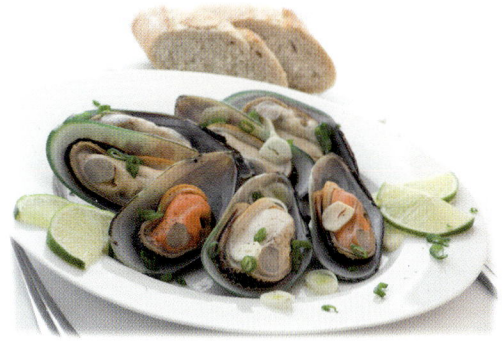

Muschel-Nudel-Topf

Zutaten:	Zubereitung: für 4 Personen

Zutaten:
1,5 kg tiefgekühlte Grünlippmuscheln
250 g Nudeln
50 g Butter
1 Tl Öl
¾ l Weißwein (trocken)
1 bis 2 Zwiebeln
1 Möhre
1 Stange Lauch
¼ Sellerieknolle
2 Esslöffel Petersilie
Meersalz, Pfeffer

Die Grünlippmuscheln säubern. Zwiebeln, Möhre und Sellerie schälen und den Lauch putzen und waschen. Das Gemüse anschließend fein würfeln und mit der gehackten Petersilie in 1/8 Liter Wasser etwa sieben Minuten lang köcheln. Dann die Muscheln und den Wein hinzufügen und die Brühe weitere fünf Minuten kochen. Mit Salz und Pfeffer abschmecken.

Parallel dazu die Nudeln in einem Topf Salzwasser (plus einem Teelöffel Öl) ‚al dente' kochen, abtropfen lassen und mit der Butter, den Muscheln und dem Gemüse mischen und kurz vorm Servieren die Muschelbrühe darübergießen.

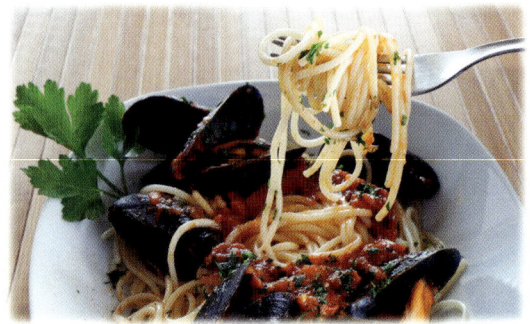

Muschelsalat mit Fenchel

Zutaten:

250 g Nudeln
1 bis 1,5 kg Grünlippmuscheln
2 Fenchelknollen
3 El Olivenöl
Balsamessig
100 ml Weißwein (trocken)
1 Tl Basilikum, 1 Tl Estragon
Meersalz, Pfeffer

Zubereitung: für 4 Personen

Ein Esslöffel Olivenöl erhitzen, die gesäuberten Grünlippmuscheln hinzugeben, kurz in dem Öl schwenken und mit Weißwein ablöschen. Die Brühe salzen und die Muscheln etwa fünf Minuten im geschlossenen Topf garen. Anschließend die Muscheln aus der Schale lösen und den Sud durch ein Sieb gießen. Den Fenchel schälen und fein würfeln, in ein bis zwei Esslöffel Olivenöl kurz anbraten, anschließend mit dem Muschelsud ablöschen und etwa fünf Minuten garen. Danach die fein gehackten Kräuter hinzugeben und mit Pfeffer, Salz und etwas Balsamessig abschmecken.

Parallel dazu die Nudeln etwa acht bis zehn Minuten in Salzwasser (plus einem Teelöffel Olivenöl) kochen. Das Wasser abschütten und Nudeln, Muscheln und Fenchel mischen. Den Sud (Menge nach persönlichem Geschmack) über die Mischung geben und mit Salz, Pfeffer, Balsamessig und Olivenöl abschmecken.

Das Gericht kann mit Weißbrot serviert werden. Es schmeckt kalt und warm.

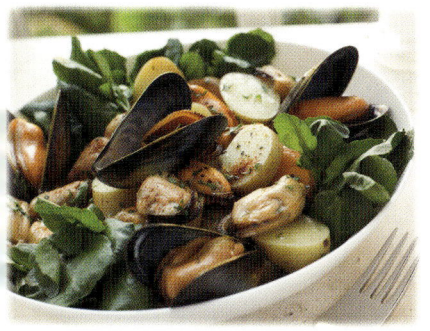

Tomaten-Lauch-Meerestopf

Zutaten:

2 kg tiefgekühlte Grünlippmuscheln

5 El Olivenöl

1/2 l Weißwein (trocken)

2 Zwiebeln

3 bis 6 Knoblauchzehen (je nach Geschmack)

½ kg Tomaten

1 Stange Lauch

2 Stangen Staudensellerie

2 bis 4 kleine Chilischoten (je nach Geschmack)

2 Lorbeerblätter, 1 kleiner Zweig Rosmarin, 3 Zweige Thymian

Meersalz, Pfeffer

Zubereitung: für 4 Personen

Die Muscheln säubern. Die Zwiebeln und Knoblauchzehen enthäuten und fein würfeln. Lauch und Selleriestangen putzen und in kleine Stücke schneiden. Das Olivenöl erhitzen und das Gemüse unter Rühren andünsten. Dann die Chilischoten, die Lorbeerblätter sowie die Blätter der Rosmarin- und Thymianzweige und die Tomaten (enthäutet) hinzugeben.

Die Mischung etwa fünfzehn Minuten köcheln lassen, dabei hin und wieder umrühren. Dann den Wein und die Muscheln zur Sauce geben und mit Salz und Pfeffer abschmecken. Das Ganze noch etwa fünf Minuten köcheln lassen.

Das Gericht mit Weißbrot oder Reis servieren.

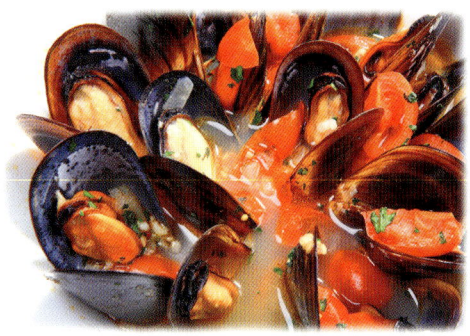

Grünlippmuscheln – gratiniert

Zutaten:

1 kg Grünlippmuscheln
2 EL Öl
500 g Salz
100 g Butter
4 El Basilikum
Knoblauch
Meersalz, Pfeffer
20 g Pinienkerne
20 g Parmesan

Zubereitung: für 3 Personen

Grünlippmuscheln säubern. Mit einem scharfen Messer Unebenheiten abkratzen und Muscheln trocknen. In einer Pfanne Öl stark erhitzen. Muscheln portionsweise in die Pfanne geben und bei geschlossenem Deckel einige Sekunden mehrmals rütteln. Muscheln herausnehmen, das Fleisch auslösen und wieder in die Schalen legen.

Salz in eine Auflaufform als Bett schütten. Schalen darauflegen.

Weiche Butter mit feingehacktem Basilikum, durchgepreßtem Knoblauch, Pfeffer, Salz, Pinienkernen und Parmesan in einen Mixbecher geben und kurz pürieren.

Das Pesto über die Grünlippmuscheln verteilen und im Grill 3-4 Minuten auf Stufe 3 übergrillen.

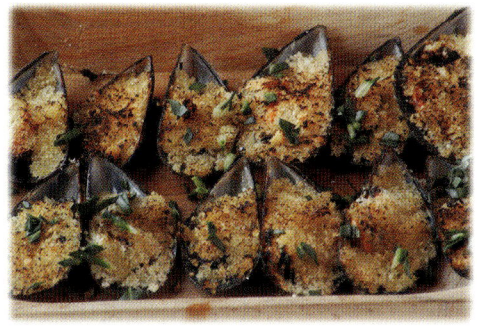

Gemüse-Muschel-Allerlei

Zutaten:

2 kg tiefgekühlte Grünlippmuscheln
3 El Olivenöl
¾ l Weißwein (trocken)
Gemüsebrühe
3 Knoblauchzehen
1 Zwiebel
2 Möhren
2 Stangen Lauch
¼ bis ½ Sellerieknolle
1 EL Thymian, 2 El Petersilie
Meersalz, Pfeffer

Zubereitung: für 3 Personen

Die Grünlippmuscheln säubern. Die Möhren und die Sellerieknolle schälen, den Lauch putzen, den Knoblauch und die Zwiebeln häuten. Alles in kleine Stücke schneiden und unter Rühren in Olivenöl andünsten. So viel Brühe dazugießen, bis das Gemüse bedeckt ist. Alles etwa sieben Minuten kochen.

Anschließend die Muscheln, die klein gehackten Kräuter und den Weißwein hinzugeben, das Ganze fünf Minuten kochen und dann ein paar Minuten im geschlossenen Topf ziehen lassen. Mit Salz und Pfeffer abschmecken.

Das Gericht mit Weiß- oder Vollkornbrot und Kräuterbutter servieren.

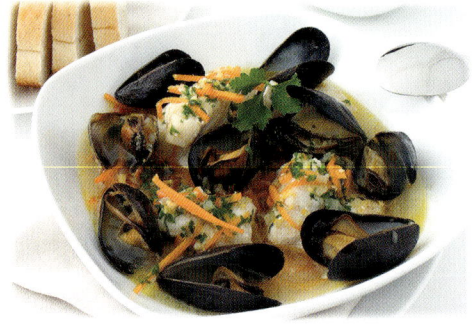

Was Ihre Gelenke sonst noch brauchen

Die Grünlippmuschel ist wahrer Balsam für Gelenke. Doch sie allein kann kein Gelenk gesund erhalten, wenn ansonsten Raubbau damit getrieben wird. Eine gesunde Lebensweise ist die wichtigste Voraussetzung für einen beweglichen Gelenkapparat bis ins hohe Alter. Dazu zählt unbedingt ausreichend Bewegung, darüber wurde ja schon berichtet (siehe Seite 19). Eine ausgewogene Ernährung gehört dazu, wenn es den Gelenken lange gut gehen soll. Auch eine spezielle Gelenknahrung, wie sie der Grünlippextrakt bietet, kann nur dann optimal vom Körper verwertet werden, wenn die Ernährung insgesamt stimmig ist. Viel Abwechslung mit großen Mengen an buntem, frischem Obst und Gemüse, wenig Fleisch, öfter mal Fisch, mit gesunden pflanzlichen Fetten, mit Vollkornprodukten und möglichst wenig Zucker und sonstigen Genussgiften (Nikotin, Koffein, Alkohol etc.). Auch fettarme Milchprodukte gehören dazu, allerdings nur, wenn sie gut vertragen werden - was leider häufig nicht der Fall ist. Wer sich so ausgewogen ernährt, der hat schon viel gewonnen.

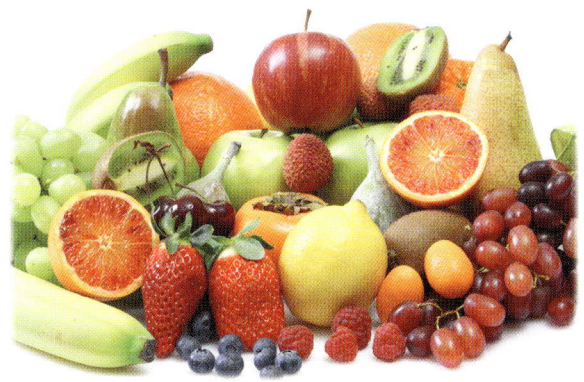

Zehn Tipps zur ausgewogenen Ernährung

1. Essen Sie fünfmal täglich Obst und / oder Gemüse.

2. Bevorzugen Sie frische Produkte der Saison aus heimischen Anbaugebieten.

3. Bevorzugen Sie kalt gepresste pflanzliche Öle mit einem hohen Anteil an gesunden ungesättigten Fettsäuren, empfehlenswert sind besonders Olivenöl und Leinöl (Letzteres darf nicht erhitzt werden!)

4. Trinken Sie mindestens zwei bis drei Liter Flüssigkeit als Wasser, Obst- oder Gemüsesäfte oder Kräutertee pro Tag, trinken Sie nur in Maßen Alkohol, Kaffee oder Getränke mit Zuckerzusatz.

5. Essen Sie zweimal pro Woche Seefisch – es dürfen auch mal Konserven sein.

6. Essen Sie möglichst wenig Produkte mit Weißmehl oder industriell hergestellte Fertigprodukte.

7. Reduzieren Sie den Eiweißanteil aus Fleisch und Wurst – es gibt auch leckere pflanzliche Brotaufstriche.

8. Wenn Sie Fleisch essen, dann achten Sie darauf, möglichst fettarme Sorten zu wählen und vermeiden Sie Zubereitungsarten mit Butter oder Schmalz.

9. Schränken Sie Ihren Salzkonsum ein.

10. Bereiten Sie Essen nährstoffschonend zu. Das heißt, die Lebensmittel sollten immer kühl und dunkel lagern, nicht mehr als nötig gewässert werden, sparsam geschält und, wenn überhaupt, zügig verarbeitet werden, mit kurzen Garzeiten, niedrigen Temperaturen und, bei Tiefkühlkost, schnellem Auftauen.

Es gibt individuelle Faktoren, bei denen der Speiseplan genauer analysiert werden muss. Bekannte oder gefühlte Nahrungsmittel-Unverträglichkeiten sind ein Anlass dafür. Inzwischen mehren sich die Stimmen jener Mediziner, die Nahrungsmittel-Unverträglichkeiten auch für die Entstehung von Gelenkproblemen in Betracht ziehen. Noch ist das nicht bis ins Detail wissenschaftlich abgesichert. Jeder kann allerdings auch an sich selbst ‚forschen' und seine eigenen Rückschlüsse daraus ziehen. Eine gute Selbstbeobachtung ist Voraussetzung dafür: Was mag mein Körper und was verträgt er nicht so gut? Bekomme ich z. B. Durchfall, wenn ich Milch getrunken habe? Verursachen Weizenbrötchen mir Kopfschmerzen? Lassen Erdbeeren meine Haut rissig werden? Oder kommt nach fettigen Speisen oft Übelkeit auf? Menschen, die aufmerksam nach innen horchen und die oft sehr klaren Signale ihres Körper beherzigen, leiden deutlich weniger an den Folgen ihrer Ernährungsgewohnheiten.

Achtung! Biochemische Banditen!

Freie Radikale sind für Gewebealterung und -zerstörung mitverantwortlich. Die aggressiven Moleküle treten vermehrt bei Entzündungen und zum Beispiel durch ‚Stress im Gelenk' auf, der durch Nährstoffmangel oder Überbelastung verursacht werden kann.

Hier lauern Radikale:

- Zigaretten und Alkohol
- Strahlung (auch UV-Licht)
- Umweltgifte (Ozon, Pestizide etc.)
- Negativer Stress
- Starke körperliche oder psychische Belastung
- Entzündungen

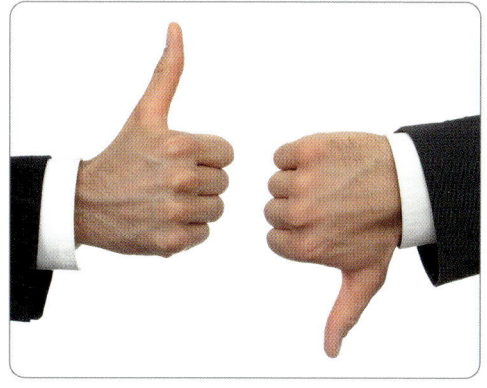

Auch die Umweltbelastung im 21. Jahrhundert ist ein ernstzunehmender ‚Störfaktor'. Luft, Wasser und Nahrung liefern eben nicht nur Lebenserhaltendes, sondern auch die schädlichen Abfallsubstanzen unserer modernen Industriewelt. Die gestiegene Schadstoffbelastung belastet den Körper, unter anderem in Form von aggressiven Teilchen, den so genannten freien Radikalen. Sie können zerstörerisch in einen gesunden Stoffwechsel eingreifen und sogar Zellen und genetisches Material attackieren oder vernichten. Zu ihrer Entschärfung bedarf es vielfältiger Schutzstoffe, den so genannten Antioxidantien. Sie sind in der Lage, freie Radikale zu stoppen. Viele Vitamine, manche Spurenelemente und auch spezielle Pflanzenstoffe gehören zu den Radikalfängern. Haben sie erst einmal mit den zerstörerischen Teilchen reagiert, sind sie schnell verbraucht und stehen für andere lebenswichtige Funktionen im Körper und seinen Gelenken nicht mehr zur Verfügung. Erschwerend kommt hinzu, dass die häufigen Entzündungen in belasteten Gelenken vermehrt freie Radikale produzieren. Eine ausreichende Versorgung mit Antioxidantien gehört also zwingend zu einer gesunden Ernährungsweise. Die folgende Tabelle benennt die wichtigsten Substanzen, die im Körper Schutz vor freien Radikalen aufbauen können. Um ausreichend mit ihnen versorgt zu sein, sollten entsprechende Nahrungsergänzungsmittel einen festen Platz in der Ernährung einnehmen. Sie sind keineswegs nur Lifestyle-Produkte.

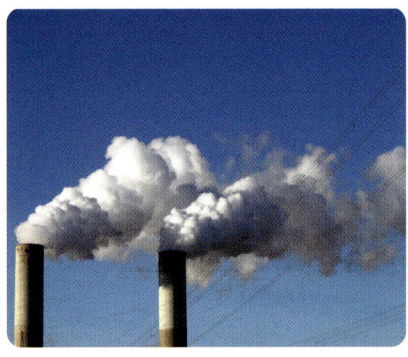
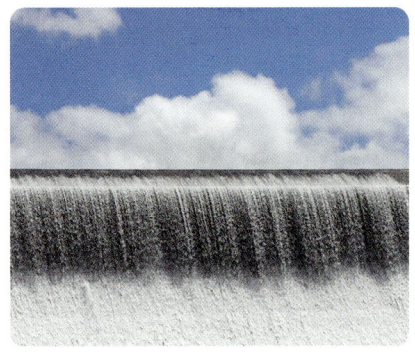

Gerade Nahrungsergänzungsmittel können die aktuelle Lebenssituation eines Menschen berücksichtigen: sei es, um bei zeitweiligen Stress-Situationen ausgleichend zu wirken, einen Krankheitsverlauf zu lindern oder in Phasen hoher körperlicher oder psychischer Belastung einem Mangel vorzubeugen.

Ein Wort zum Übergewicht

Überschüssige Kilos sind nicht nur lästig, sie leisten auch einer Reihe von Krankheiten Vorschub – und Gelenkerkrankungen gehören auf jeden Fall dazu. Es ist nicht viel Fantasie nötig, um sich vorzustellen, dass Übergewicht die Gelenke stärker als normal belastet. Knorpelgewebe wird zwangsläufig schneller verschleißen, wenn es mehr Gewicht auszuhalten hat. Die stärkste Beanspruchung trifft die Knie- und Hüftgelenke. Orthopäden und Biomechaniker haben berechnet, dass jedes Kilogramm Körpergewicht den Druck auf die Gelenke um mehr als drei Kilogramm erhöht.

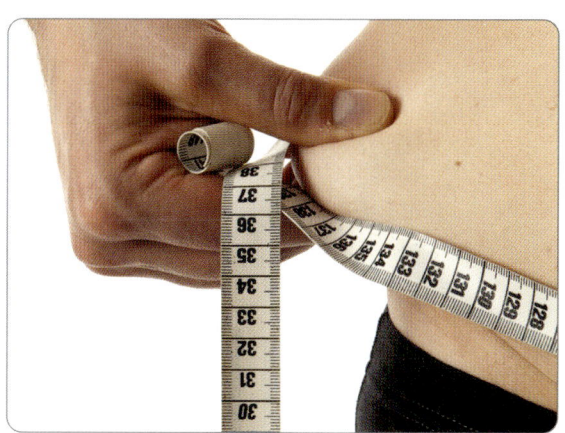

Der Vitalstoff und seine Bedeutung

Vitamin A

Vitamin A gibt es nur in tierischem Gewebe und dort vor allem in Innereien. In der Pflanzenwelt existieren nur dessen Vorstufen in Form von Provitamin A (siehe unten: Beta-Carotin). Es ist für die Knochenbildung wichtig und hat daher natürlich auch eine Bedeutung für die Beweglichkeit. Besonders Kinder und Jugendliche brauchen es für ihr Knochenwachstum.
Vitamin A kommt vor allem in Leber, Lebertran, Eiern und – in geringen Mengen – in Milchprodukten vor.

Vitamin C

Vitamin C, auch als Ascorbinsäure bekannt, ist wohl das bekannteste und vielleicht auch am besten erforschte Vitamin. Als ‚Stimulans des Immunsystems' kennt man es seit den frühen 1960er Jahren. Aber Vitamin C kann sehr viel mehr. Es ist ein hochwirksames Antioxidans und hat eine elementare Bedeutung für die Gelenke: Erstens schützt es vor freien Radikalen und zweitens ist es aktiv am Aufbau des Gelenkbindegewebes beteiligt. Es ist wesentlich für die Verknüpfung von Eiweißfasern und erhöht so die Widerstandsfähigkeit des menschlichen Gelenkknorpels.
Entzündliche Prozesse in den Gelenken steigern den Bedarf an Vitamin C erheblich. Mangelt es daran, wird das Knorpelgewebe weicher und verschleißt leichter.
Besonders viel Vitamin C steckt in Erdbeeren, Kiwis, Zitrusfrüchten, schwarzen Johannisbeeren, Paprika, Sanddorn und Kartoffeln.

Vitamin E

Vitamin E ist eigentlich eine Sammelbezeichnung für mehrere Substanzen, nämlich die Tocopherole und die Tocotrienole. Vitamin E ist ein hochwirksames Antioxidans und wirkt entzündungshemmend und schmerzstillend. Es zeigt im Körper vielerlei Schutzwirkung – vor allem in den Bereichen, die Fett enthalten. Für den Knorpel hat Vitamin E ebenso eine Schutzfunktion, da es die freien Radikale bindet, besonders effektiv in Verbindung mit Vitamin C, das verbrauchtes Vitamin E recyceln kann.
Besonders viel Vitamin E steckt in Nüssen, Avocados, Weizenkeimen, pflanzlichen Ölen, Soja und Brombeeren.

Vitamin B$_6$ (Pyridoxin)

Die Kollagenbildung in allen Bindegeweben ist vom Vitamin B$_6$ abhängig und damit wichtig für alle Gelenke und ihre Synovia. Da dieser Vitalstoff sehr anfällig für Hitze und Licht ist, geht er beim Kochvorgang schnell verloren. Wer wenig rohes Obst oder Gemüse isst, hat daher ein höheres Risiko für einen B$_6$-Mangel.

Pyridoxin bekommt man über Leber, Kartoffeln, Bananen, Linsen, Forelle und Spinat.

Vitamin D

Vitamin D reguliert den Gehalt von Calcium und Phosphor im Blut. Damit sorgt es für permanenten ‚Baustoffnachschub' in unseren Knochen. Eigentlich dürfte kein Mangel an diesem Vitalstoff herrschen, denn das Vitamin bekommen wir ‚kostenlos' via Sonnenlicht. Trotzdem leiden sehr viele Menschen unter einem Vitamin-D-Mangel – einer überaus ernst zu nehmenden Ursache der Knochenkrankheit Osteoporose (siehe Exkurs Seite 17). Besonders fatal ist, dass die bisher von Fachleuten empfohlenen Mengen derzeit begründet in der Kritik stehen, zu niedrig zu sein. Zusätzliches Vitamin D gehört also unbedingt in die gesunde Ernährung für die Beweglichkeit genauso wie in die Präventions- und Therapieregime von Osteoporose. Doch das ist nicht alles, was dieses Vitamin für die Bewegung leisten kann. Es gibt Hinweise, dass Vitamin D außerdem den Entzündungsreaktionen des Körpers entgegenwirkt.

Vitamin D liefern Fische, Leber, Lebertran, Eier und in geringen Mengen auch Milchprodukte.

Beta-Carotin

Beta-Carotin heißt auch Provitamin A, da es im Körper zu Vitamin A umgebaut werden kann. Das erledigt die Darmschleimhaut – aber immer erst dann, wenn es vom Organismus angefordert wird und nur, sofern genügend Zink zur Verfügung steht, denn das benötigt der Körper für diese Umsetzung. Nicht umgewandeltes Provitamin A wirkt im Organismus als Antioxidans und bringt den Gelenken daher ein zusätzliches Plus.

Beta-Carotin steckt besonders viel in Brokkoli, Möhren, Spinat, Petersilie, Aprikosen, Mangos und gelben Melonen.

Glossar

Antioxidans/Antioxidantien – Substanzen, die vor dem Angriff von freien Radikalen schützen können. Viele Vitamine gehören dazu, außerdem die Spurenelemente Zink und Selen.

Chondrozyten – Zellen, die im Knorpel vorliegen. Kommen im erwachsenen Menschen nur vereinzelt vor und in speziellen Anordnungen. Können sich nicht mehr teilen und daher den Knorpel nicht regenerieren.

Erkrankungen des rheumatischen Formenkreises
Arthritis – auch Polyarthritis oder rheumatoide Arthritis: Gelenkerkrankung des rheumatischen Formenkreises, hat ihre Ursache in entzündlichen und radikalabhängigen Reaktionen bzw. in einem fehlgeleiteten Immunsystem.

Arthrose – Gelenkerkrankung aufgrund übermäßigen Verschleißes der Gelenke.

Gicht – Gelenkerkrankung des rheumatischen Formenkreises. Dabei wird Harnsäure vom Körper nicht ausreichend ausgeschieden und stattdessen in Gelenken abgelagert, führt dort zu Entzündungen und schließlich zum schmerzhaften Abbau.

Osteoporose – Knochenschwund: Erkrankung, bei der die Knochen immer mehr härtendes Material und damit ihre Stabilität und Festigkeit verlieren, vor allem eine Erkrankung von Frauen nach den Wechseljahren.

Glucosaminglycane – Polysaccharid aus glucoseähnlichen Zuckereinheiten (u. a. Glucosamin), bei Wasseraufnahme schleimbildend, wichtige Grundsubstanz für Knorpel und Gelenkschmiere und damit wesentlich bei Pflege und Gesundherhaltung der Gelenke.

Kieselsäure – siliciumhaltiges Naturprodukt, das die Gelenkgesundheit unterstützt, da es sowohl für die Vernetzungen der Glucosaminglycane als auch für die Proteinbildung notwendig ist.

Omega-3-Fettsäuren – gesunde Fettsäuren, die vor allem in Algen und Kaltwasserfischen vorkommen, wirken im menschlichen Körper entzündungshemmend.

Radikale, freie –Teilchen (Moleküle), die andere Moleküle oder Strukturen angreifen und zerstören können, entstehen im und auch außerhalb des Körpers, lassen in den angegriffenen Strukturen wiederum Radikale entstehen (Ausnahme: Antioxidantien). Radikale spielen vermutlich bei der Entstehung der Arthritis eine Rolle.

Synovia – Gelenkschmiere, die innerhalb der Gelenkkapsel zwischen den Knochenenden liegt und dort für den Schutz der Gelenke wichtig ist. Sie ist gleichzeitig die ‚Ernährerin' des Gelenkes, da dieses nicht durchblutet wird.

Literaturverzeichnis

Axt, P.; Axt, M.: Vom Glück der Faulheit – Lebensenergie richtig einteilen; München 2001

Bachmann, K.: Die Biologie des Sports – was Bewegung in Psyche und Körper bewirkt; Titelthema der Zeitschrift Geo, 8 / 2001

Brehm, Walter, Prof. (1992) Gesundheitsförderung durch sportliche Aktivierung als gemeinsame Aufgabe von Ärzten, Krankenkassen und Sportvereinen. Entwicklung, Erprobung und Evaluation einer gemeindebezogenen Modellmaßnahme. IDIS: Bielefeld (BREHM, W., I. PAHMEIER).

Burgersteins Handbuch Nährstoffe

Cotta, H.: Der Mensch ist so jung wie seine Gelenke; München 2001

Croft, J.: Heilkraft aus dem Meer; Weil der Stadt 1996

Da Camara, C. C.: Glucosamine sulfate; in: The Annals of Pharmacotherapy 32, 1998, S. 580 f

Deal, L. C.; Moskowitz, R. W.: Nutraceuticals as therapeutic agents in osteoarthritis – the role of glucosamine, chondroitin sulfate, and collagen hydrolysate; in: Rheumatic Disease Clinics of North America, Vol. 25, Nr. 2, Mai 1999, S. 379 – 394

Deutsche Gesellschaft für Ernährung: D-A-CH-Referenzwerte für die Nährstoffzufuhr, www.dge.de

Ehmann, H.: ACE Vitamine; Bielefeld 2001

Ehmann, H.: Kalzium und Kieselerde – die Lebensmineralien; Bielefeld 2000

Gärtner, D.: Die Knochen-Fibel; München 1999

Gibson, R. G.; Gibson, S. L. M. u. a.: Perna canaliculus bei der Behandlung von Arthritis; in: Practitioner 224, 1980, S. 955 – 960

Jopp, W.: Antioxidantien gegen freie Radikale – gesünder leben mit den Vitaminen A, C und Betacarotin; Wiesbaden 1997

Kahle, B.: 'Natürliche Hilfen bei Gelenkbeschwerden", LebensbaumVerlag, Bielefeld, 2003

Kris-Etherton, P. M. et al.: Polyunsaturated fatty acids; in: American Journal of Clinical Nutrition 71, 2000, 179S

Mani, S., Lawson, J.W.: 'In vitro modulation of inflammatory cytokines an IgG Levels by extracts of Pern canaliculus." BMC Complementary and Alternative Medicine, 2006, 6:1, Doi: 10.1186/1472-6882-6-1

Mc Carthy, M.F.: The neglect of glucosamine as a treatment; in: Medical Hypothesis 42, 1994, S. 323 f

Miller, T. E.; Ormrod, D.: Die entzündungshemmende Wirkung von Perna caniculus; in: New Zealand Medical Journal, 1980, S. 187 - 193

N. N.: Orales Glucosamin bremst die Gonarthrose; in: Ärzte-Zeitung, 15.2.2001

Reglin, F.: Bausteine des Lebens – Aminosäuren als Nährstoffe und Heilmittel; Köln 1999

Vidal, R. R. et al.: Glucosamin – seine Bedeutung für den Knorpelstoffwechsel der Gelenke; in: Fortschritte der Medizin, 1980, S. 557 – 562

Bildverzeichnis

fotolia: S. 7, S. 9, S. 10, S. 11, S. 19, S. 23 (2), S. 24, S. 25, S. 27, S. 28, S. 42, S. 43, S. 44, S. 45, S. 53, S. 54 (2), S. 55
FotoAlto: U2, S.1, S. 7, S. 19, S. 22, S. 23, S. 28, S. 31, S. 38, S. 41, S. 51
wikipedia: S. 8, S. 9 (3), S. 34, S. 38
photocase: S. 25
KleiDesign: S. 12

Sachverzeichnis

Abfallstoffe 13, 21
Abrieb 14, 32
Alltag 23, 25
Antioxidantien 54, 58, 59
Aquakultur 38
Arthrose 16, 58
Bänder 11, 15, 20
Bewegungsapparat 8, 15, 19, 22, 42
Blut 13, 17, 21, 57
Calcium 18, 35, 36, 57
Chondrozyten 14, 31, 58
Dehnübungen 23
Entspannung 21, 23
Entzündung 16, 17, 20, 26, 33, 37, 53, 54, 58
Ernährung 14, 16, 17, 18, 26, 29, 31, 33, 34, 51, 52, 54, 57
Extrakt 32, 40
Feinschmecker 43
Fluorid 18
Gefriertrocknung 40
Gelenkarten 8, 9
Gelenkerkrankungen 15, 16, 17, 29, 41, 55
Gelenkschmiere/-flüssigkeit 11, 12, 13, 14, 17, 20, 21, 23, 26, 31, 32, 36, 58, 59
Gelenkstress 31
Gicht 17, 58
Glucosamin/Glucosaminglycane 13, 14, 26, 27, 29, 30, 31, 32, 36, 38, 42, 58, 59
Glucose 13, 30,
Grünlippmuschel 28, 29, 30, 31, 32, 33, 34, 35, 36, 37, 38, 39, 40, 41, 42, 43, 44, 45, 46, 47, 48, 49, 50, 51,
Grünlippmuschelkolonie 39

Harnsäure 17, 58,
Haut 7, 11, 16, 28, 53
Herstellungsmethode 40
Hüfte/Hüftgelenk 9, 11, 12, 15, 16, 55,
Immunreaktion 16
Immunsystem 16, 21, 33, 56, 58
Jod 35, 36, 37
Kälte 23
Kieselsäure 30, 35, 36, 42, 59
Knie/-gelenk 10, 11, 12, 13, 15, 16, 17, 42, 55
Knochendichte 18
Knochenschwund 17, 18, 58
Knorpel 11, 12, 13, 14, 19, 20, 21, 26, 28, 30, 31, 32, 36, 37, 56, 58,
Knorpelnahrung 12, 26
Kollagen 14, 36, 57
Laktat 13
Lebensqualität 8
Leistungssport 16, 19, 20, 27
Maori 28
Mineralstoffe 13, 30, 36, 42
Muschelkonzentrat 33, 35, 37, 38, 40, 41, 42, 43
Muskeln 8, 10, 15, 18, 20, 22
Nahrungsmittel-Unverträglichkeit 53
Omega-3-Fettsäuren 59, 30, 33, 34, 40, 42
Osteoporose 17, 18, 57, 58
Perna canaliculus 28, 29, 43,
Polyarthritis 15, 58
Prostaglandine 33
Radikale, freie 53, 54, 55, 56, 58, 59
Rheuma 15, 58
Riesenmoleküle 31, 32, 36
Schulter/-gelenk 8, 9, 15, 42
Sehnen 10, 15, 18, 30, 37

Senioren 43
Silicium 18, 35, 36
Sport 20, 21, 22, 23, 24, 25
Sportkleidung 24
Spurenelemente 13, 30, 35, 36, 42, 54, 58
Synovia 11, 12, 13, 14, 21, 26, 32, 57, 59
Tennisarm 15, 18
Terminkalender 25
Traubenzucker 30, 31
Übergewicht 42, 55
Vegetarier 42
Verletzung 13, 14, 22, 28, 32
Verschleiß 14, 16, 31, 32, 33, 43, 55, 58
Vitalstoffe 33, 34, 43, 13
Vitamin D 18, 28, 57
Vitamin K 18
Wasserqualität 38
Wechseljahre 18, 58

- „Viele Läufer schwören auf Grünlippmuschel-Extrakt bei unspezifischen Gelenksschmerzen und diffusen Knorpelschäden."

    Univ. Prof. Dr. Christian Gäbler,
    Facharzt für Unfallchirurgie und Sporttraumatologie, Wien

- „Das [Grünlipp-]Muschelkonzentrat ist reich an gelenk- und knochenwirksamen **Vitaminen, Mineralstoffen, Spurenelementen** und **knorpelaufbauenden Aminosäuren.** Die Konzentration ist deutlich höher als in üblichen Nahrungsmitteln."

    www.gesundheitsseiten.com

- „Die in der Muschel enthaltenen Glucosaminglycane dienen zum **Erhalt und Aufbau der Gelenkschmiere** und damit auch zur Versorgung des Knorpels. Weiterhin hat der Extrakt der Grünlippmuschel eine entzündungshemmende Wirkung. Zusätzlich wurde in einer Studie nachgewiesen, dass bei einer Kombination von Schmerzmitteln und Grünlippmuschel-Extrakt Magen-Darm-Probleme gelindert wurden."

    www.deutsches-arthrose-forum.de